Rômulo B. Rodrigues

ALIMENTAÇÃO SAUDÁVEL = SAÚDE PERFEITA

O consumo de alimentos adequados proporciona equilíbrio orgânico e psíquico

VOL. VIII

1ª EDIÇÃO
São Paulo – 2020

amazonkindle

ALIMENTAÇÃO SAUDÁVEL = SAÚDE PERFEITA VOL. VIII, por Rômulo B.

RODRIGUES, Rômulo B. ALIMENTAÇÃO SAUDÁVEL = SAÚDE PERFEITA VOL. VIII / Rômulo B. Rodrigues - Amazon. 2020.

Organização: Rômulo B. Rodrigues

Impresso pela Amazon – 2020.

2020. Escrito e produzido no Brasil.

1.Nutrição. 2. Saúde. 3. Vida saudável. 4. Qualidade de vida. I. Título.

ISBN 9798685112040

Amazon Serviços de Varejo do Brasil Ltda.
CNPJ 15.436.940/0001-03
Av. Juscelino Kubitschek, 2041 – Torre E – 18° andar
São Paulo - SP

Dedico este trabalho aos filhos Júlio César e João Víctor.

Agradecimentos

Agradeço à minha mãe adotiva (In Memoriam), que me orientou e me ensinou a ser o que sou e sei hoje.

Prefácio

Os cuidados com a alimentação é um dos principais focos de atenção da população mundial nos tempos atuais.

Com o crescente aumento da quantidade de produtos e alimentos artificializados e, consequentemente, nocivos à saúde, torna-se imprescindível a escolha correta por uma alimentação mais saudável e natural. Visto que, a saúde do corpo e do sistema orgânico é baseada naquilo que é ingerido.

Com a mudança de hábitos alimentares e no estilo de vida, adquire-se mais equilíbrio, uma melhor qualidade de vida e, como consequência, longevidade.

Esta obra é um guia de orientação, no que se refere aos alimentos adequados a serem ingeridos para a manutenção de uma saúde integral e perfeita.

Boa
Leitura.

SUMÁRIO

CAPÍTULO I - Abacate: benefícios para a saúde e tabela nutricional
O abacate é rico em antioxidantes e fibras, que auxiliam no bom funcionamento do organismo e na perda de peso...........12

CAPÍTULO II - Açafrão-da-terra (cúrcuma) ajuda na perda de peso: como usar
Tempero também ajuda no combate a artrite e contribui para a prevenção da doença de Alzheimer...........23

CAPÍTULO III - Ácido fólico: para que serve e como tomar
Nutriente é bom para o cérebro e sistema imunológico, além de ser ótimo para a saúde da pele, unhas e cabelo...........33

CAPÍTULO IV - Albumina: o que é, para que serve
Ele também proporciona saciedade e pode contribuir para a recuperação de pacientes que sofreram queimaduras e na recuperação após cirurgias.......41

CAPÍTULO V - Alecrim: para que serve, sete benefícios e propriedades

A erva também tem forte ação antioxidante e pode ajudar a combater a gripe............................49

CAPÍTULO VI - Aveia: benefícios do cereal e como comer

O alimento ainda ajuda a garantir saciedade e reduz o colesterol............................56

CAPÍTULO VII - Beterraba: benefícios, como consumir

A raiz auxilia nos treinos, previne doenças e ajuda no controle do colesterol, mas deve ser consumida com moderação............................67

CAPÍTULO VIII - Biotina: para que serve e benefícios para a pele

Nutriente também ajuda na melhor absorção de outras substâncias e é bom para quem tem diabetes............................79

CAPÍTULO IX - Brócolis: benefícios e melhor forma de preparo

Esse vegetal protege contra doenças cardíacas, melhora a imunidade e tem propriedades antioxidantes............................84

CAPÍTULO X - Canela: benefícios e como usar para emagrecer

Esta especiaria também controla o colesterol e o

triglicérides...96

CAPÍTULO XI - Carboidratos: o que são e quais alimentos contêm
O macronutriente também protege os músculos e contribui para o bom humor...........................104

CAPÍTULO XII - Castanha-do-pará é benéfica para o coração e o cérebro
O alimento também é bom para a tireoide, melhora a imunidade e previne o câncer.......................115

CAPÍTULO XIII - Chia: semente emagrece, desintoxica e benefícios
Ela manda a fome embora e é capaz de controlar a glicemia e baixar o colesterol.......................123

CAPÍTULO XIV - Cloreto de magnésio: benefícios do mineral e como tomar
Quando a pessoa tem deficiência de magnésio, suplemento pode trazer melhorias à saúde........139

CAPÍULO XV - Coco: benefícios, tipos e como consumir
Conheça os tipos de cocos e descubra seus respectivos benefícios para a saúde e como consumir cada um.......................................146

SOBRE O AUTOR...................................161

CONTATOS COM O AUTOR............................164

CAPÍTULO I
Abacate: benefícios para a saúde e tabela nutricional

O abacate é rico em antioxidantes e fibras, que auxiliam no bom funcionamento do organismo e na perda de peso

Por muito tempo o abacate foi considerado um verdadeiro inimigo da alimentação, visto como uma fruta gordurosa e calórica. No entanto, hoje já se sabe que as gorduras encontradas no abacate, mesmo sendo calóricas, são responsáveis pela redução dos níveis de colesterol e triglicerídeos no organismo, podendo prevenir doenças cardíacas e até o câncer. (4)

Benefícios do abacate

O abacate pode agir como anti-inflamatório natural e antienvelhecimento, além de reduzir os níveis de glicose no sangue, diminuindo o estresse. A ação anti-inflamatória que a ingestão do abacate proporciona é graças a vitamina E.

Outra substância importante encontrada na fruta é o beta-sitosterol, responsável pelo controle do hormônio do estresse, o cortisol. Além disso, ajuda na hidratação adequada da pele e dos cabelos.

O abacate também é uma fruta calórica e rica em lipídeos: 77% das calorias no abacate são de gordura. No entanto, as gorduras presentes nesse alimento são de alta qualidade, se assemelhando às propriedades físico-químicas do azeite de oliva.

A maior parte da gordura presente no abacate é ácido oleico. Este é um ácido graxo monoinsaturado, que tem sido associado à inflamação reduzida e tem demonstrado efeitos benéficos sobre os genes ligados ao câncer. O óleo de abacate apresenta diversos compostos bioativos, possuindo carotenóides, ácido ascórbico, compostos fenólicos, tocoferóis, fitoesteróis, entre outros. O abacate é rico em:

Cálcio
Potássio
Vitamina C
Fósforo
Manganês
Magnésio
Lipídios
Ferro
Cobre
Zinco
Vitamina E
Vitamina A (4, 5)

1 - **Abacate ajuda a emagrecer**

De acordo com a nutricionista Camila Cardinelli, o abacate é fonte de ômega 6, ômega 9 e ômega 7. Esses nutrientes mantém o equilíbrio no organismo, auxiliando a perda de gordura corporal. Além disso, ele pode ser incluído na dieta porque é rico em fibras, o que garante o funcionamento do intestino, além de saciar a fome.

Um estudo conduzido pelo pesquisador Wien M (2013) mostrou que as pessoas que comeram abacate se sentiram 23% mais satisfeitas e tiveram um desejo 28% mais baixo de comer durante as próximas cinco horas, quando comparado com o grupo que consumiu outro alimento.

2 - Melhora o rendimento nos treinos

O abacate ajuda a melhorar o rendimento do treino porque é um alimento muito calórico. Quando consumido antes da atividade física, o abacate ajuda na hipertrofia muscular, pois fornece energia para o treino. Além disso, contém proteína, macronutriente que ajuda na recuperação muscular. Sem contar que repõe sais minerais e ajuda a prevenir cãibras em corredores.

O potássio, também presente nessa fruta, é indicado para a recuperação muscular, ajuda na absorção das proteínas, é rico em ácido fólico, auxiliando na formação do tecido muscular, e atua nos hormônios aumentando os níveis de testosterona, que resulta em ganho de massa magra.

O nutricionista Breno da Silva Lozi explica que o abacate ainda auxilia na redução da inflamação das células, o que minimiza as dores causadas pelo exercício (fadiga). Pode ser consumido antes do treino para ter energia e depois dos exercícios, para repor os sais minerais, atuando como isotônico natural.

3 - Abacate solta o intestino

Ricos em fibras, uma porção de 100 gramas de abacate contém 7 gramas de fibra, o que corresponde a 27% da quantidade diária recomendada. Essas fibras no abacate também combatem a constipação. Isso porque elas promovem os movimentos que guiam a comida pelo nosso sistema digestivo (movimentos de peristalse).

Além disso, a nutricionista Fabiana Honda afirma que as gorduras monoinsaturadas (gorduras boas que o abacate contém) também possuem propriedades laxativas, já que auxiliam na lubrificação das fezes.

4 - Ajuda no controle do colesterol e dos triglicérides

Por ser rico em ácidos graxos monoinsaturados e em fibras solúveis, o abacate auxilia no controle e na prevenção de doenças cardíacas, já que promove a redução e o controle do colesterol LDL (colesterol ruim), aumenta o colesterol HDL (colesterol bom) e reduz níveis de triglicerídeos. A presença de antioxidantes e minerais também auxilia na melhora da circulação sanguínea, favorecendo a saúde cardíaca.

O ácido oléico e o B-sitosterol do abacate são utilizadas como coadjuvantes no tratamento da hipercolesterolemia, impedindo a absorção de parte do colesterol no intestino e diminuindo a síntese hepática. Além disso, estudos comprovaram redução no risco de doenças cardiovasculares associadas ao consumo de óleo de abacate.

O b-sitosterol do abacate auxilia na redução dos níveis de colesterol, porque compete pelos mesmos campos de absorção. Assim, ele diminui sua própria absorção no intestino e sua produção no fígado também é reduzida. Por ter 63% de ácidos graxos monoinsaturados, como o ácido oleico, o abacate promove esse controle.

O abacate também melhora o perfil lipídico de uma forma geral. Suas fibras auxiliam na redução e controle dos triglicérides. Mas, para notar o benefício é preciso diminuir o consumo de gorduras consideradas prejudiciais e a ingestão de alimentos ricos em açúcar. (1, 2)

5 - Pode evitar gases

A polpa do abacate tem propriedade carminativa (reduz a produção de gases) e é útil contra o ácido úrico. O chá das folhas, casca e sementes raladas ou moídas é considerado como diurético, favorecendo a digestão gástrica, além de ser estimulante da vesícula biliar.

Portanto, pode ser utilizado em casos de prisão de ventre, diarreia e flatulências. As folhas do abacateiro também são altamente digestivas, acrescenta o especialista Breno da Silva Lozi.

6 - Melhora a memória

A presença das gorduras benéficas e de antioxidantes no abacate promove o bom funcionamento cerebral. Destacam-se a luteína (carotenóide) e o ômega 3, que, de acordo com a nutricionista Camila Cardinelli, são aliados importantes para otimizar a memória, por estimularem a renovação das células cerebrais.

Tabela Nutricional do Abacate (porção de 100 g)

Nutriente	Quantidade	% VD
Valor energético	96.2 kcal	5%
Carboidratos	6,0g	5%
Proteínas	1,2g	2%
Gorduras saturadas	2,3g	10%
Gorduras monoinsaturadas	4,3g	-
Gorduras saturadas poliinsaturadas	1,4g	-
Fibra alimentar	6,3g	25%
Cálcio	7,9mg	1%
Vitamina C	8,7mg	19%
Fósforo	22,0mg	3%
Manganês	0,2mg	9%
Magnésio	14,7mg	6%
Ferro	0,2mg	1%
Potássio	206,3mg	-
Cobre	0,2ug	0%
Zinco	0,2mg	3%
Ricoflavina B2	0,0mg	3%

Referência: TACO - Tabela Brasileira de Composição de Alimentos.

Efeitos do abacate na gravidez

O abacate é fonte de vitaminas do complexo B, E e ácido fólico, além de gorduras importantes como ômega 3, 6 e 9 e, especificamente para as gestantes, pode trazer muitos benefícios:

- Bom funcionamento intestinal, porque é fonte de fibras.
- Trazer saciedade, fator importante para manter o peso nesse período, já que a progesterona pode aumentar a fome.
- Reduz o colesterol ruim por meio dos fitoesteróis que competem pelo mesmo campo de absorção
- Fortalece o sistema imunológico por sua composição de vitaminas.
- Oferece boa ingestão de gorduras ômegas, relacionadas à melhor função cognitiva do bebê.

Vale ressaltar que, apesar das vantagens, o consumo não deve ultrapassar 100g ao dia, por causa do alto valor calórico. Ou seja, se consumido em excesso pode favorecer o ganho de peso, reforça a especialista Cintya Bassi.

Diferenças do abacate e do avocado

O avocado é uma variedade do abacate, sendo

menos calórico, com cerca de 10% a menos de calorias que o abacate. O avocado é bem menor que o abacate, além de ter a casca mais grossa e bem mais escura. Em comparação com sua versão comum, o avocado possui:

- Maior quantidade de potássio e fibras;
- Mais vitaminas E e B6;
- Mais gordura saudável;
- Menos água.

Além disso, como explica a nutricionista Bruna Benedetti, o avocado também possui uma casca um pouco mais espessa do que o abacate comum, fazendo com que sofra menos ação de agrotóxicos. Por todos esses motivos, muitas pessoas consideram o avocado um abacate melhorado.

Abacate com torrada é boa opção para ter energia

Essa dupla ficou famosa e virou mania em alguns lugares do mundo, como uma refeição saborosa e muito nutritiva. A torrada é um alimento rico em carboidrato, que pode ser substituído pela tapioca ou pela versão da torrada sem glúten no caso de intolerantes. Já o abacate é fonte de gordura boa, que gera energia e saciedade. No entanto para melhorar ainda mais essa combinação, é importante incluir um alimento rico em proteínas, como clara de ovo mexida, queijos magros ou até mesmo uma dose de whey protein (como opção líquida para complementar o lanche). A quantidade de cada um desses alimentos citados irá depender do protocolo alimentar de cada pessoa.

Como consumir o abacate para emagrecer

O abacate pode aumentar a produção de GH, o hormônio do crescimento, que auxilia a formação de músculos. Estes, por sua vez, gastam mais calorias, principalmente se consumido à noite, quando há pico na produção desse hormônio. A quantidade que deve ser consumida para obter o benefício é de uma a três colheres do fruto. O abacate pode ser ingerido de 2 a 3 vezes por semana, sozinho ou como complemento de outras refeições, como saladas ou lanches, desde que seja respeitada a quantidade de 100g do fruto.

Erros ao consumir o abacate

Um dos erros mais comuns é acrescentar ingredientes que tornam a fruta ainda mais calórica, como leite e açúcar. A nutricionista Cintya Bassi explica que, nesse caso, se o objetivo é manter ou perder peso, a recomendação é consumir a fruta sozinha ou com combinações mais cuidadosas. Não é comum utilizarmos o abacate em preparações salgadas. Porém, ele é uma fruta muito versátil e pode ser usado em cremes, pizzas, recheios e assados, por exemplo.

Referências:

Cintya Bassi, nutricionista do Hospital e Maternidade São Cristóvão.

Teresa Costa, nutricionista do HSANP - Centro Hospitalar de Média Complexidade de São Paulo.

Andrea Marim, nutricionista.

Camila Cardinelli, nutricionista da clínica de medicina esportiva M. Albuquerque.

Breno da Silva Lozi, nutricionista pós-graduado em Nutrição Clínica e Desportiva pelo Instituto Educacional São Pedro (IESPe) - Juiz de Fora/MG.

Bruna Benedetti, nutricionista da Estima Nutrição e graduada pela Universidade Presbiteriana Mackenzie. Especializada em Terapia Nutricional e Nutrição Clínica pelo GANEP - Grupo de Nutrição Humana.

CAPÍTULO II
Açafrão-da-terra (cúrcuma) ajuda na perda de peso: como usar
Tempero também ajuda no combate a artrite e contribui para a prevenção da doença de Alzheimer

O açafrão-da-terra, também conhecido como cúrcuma, açafrão da índia e gengibre amarelo, é uma raiz da família do gengibre. No mundo todo há mais de 100 espécies da família Cúrcuma, mas o açafrão que consumimos vem da Cúrcuma longa.

A raiz tem sido utilizada há mais de 4000 anos no Oriente Médio e na Ásia, tanto na Medicina Ayurvédica como na Medicina Tradicional Chinesa, como um potente fitoterápico.

Este tempero se destaca pela ação antienvelhecimento e antioxidante. E segundo uma pesquisa da Universidade da Califórnia, ela é capaz de reduzir o risco da doença de Alzheimer. A cúrcuma também protege contra diversos tipos de câncer e tem ação anti-inflamatória.

Cuidado para não confundir o açafrão-da-terra com o açafrão vermelho. Este último é oriundo dos pistilos de uma flor, e é considerado a especiaria mais cara do mundo. O açafrão-da-terra é muito mais acessível.

Nutrientes do açafrão-da-terra

O açafrão contém diversos minerais e vitaminas, com destaque para o potássio, que ajuda a controlar a pressão arterial e previne derrames. Também é fonte de vitaminas C, aliada da imunidade, e vitamina B6, que é benéfica para o cérebro.

O tempero ainda conta com ferro, que previne anemias, manganês, essencial para o metabolismo do colesterol e para o crescimento, cálcio, que é aliado dos ossos e dentes, e magnésio, importante para o metabolismo de glicose.

Proteína boa para os músculos, gordura e um elevado teor de fibra solúvel, que melhora o trânsito intestinal, também estão presentes no açafrão-da-terra.

No entanto, o seu grande valor reside na curcumina, um polifenol com ação antioxidante e anti-inflamatória, responsável pela cor amarela intensa do açafrão.

São inúmeros os benefícios da curcumina, principalmente pelo seu efeito antioxidante e anti-inflamatório. Ela contribui para o combate ao câncer de próstata, mama, melanoma, pâncreas, diminui o risco de leucemia e mieloma múltiplo, e a ocorrência de metástases em diversos tumores.

Desintoxica o fígado, é benéfico para o coração, ajuda no controle do diabetes, neutraliza radicais livres, reduz a inflamação da artrite, tem ação analgésica, antisséptica e antibacteriana. Age no metabolismo das gorduras, auxiliando na perda de peso, ajuda na acne, na psoríase e outras doenças de pele, e acelera a cicatrização.

Previne a doença de Alzheimer, combate a depressão e a esclerose múltipla. Todos estes efeitos são documentados por inúmeros estudos científicos.

Benefícios em estudos do açafrão-da-terra

Forte ação anti-inflamatória: A curcumina é considerada o principal agente farmacológico no açafrão. Em numerosos estudos, os efeitos anti-inflamatórios da curcumina são comparáveis aos da hidrocortisona, diclofenaco e fenilbutazona (drogas anti-inflamatórias potentes).

Ao contrário destes medicamentos, que estão associados a efeitos colaterais significativos, formação de úlcera, diminuição do número de células brancas do sangue, sangramento intestinal, a curcumina não produz nenhuma toxicidade.

Ação antioxidante

Estudos clínicos têm comprovado que a curcumina exerce um efeito antioxidante muito poderoso. Assim, ela é capaz de neutralizar os radicais livres, substâncias químicas que causam danos às células.

Aliado contra a artrite

Devido à ação antioxidante da curcumina, o açafrão-da-terra ajuda a aliviar a artrite. Isto porque, nesta doença, os radicais livres são responsáveis pela degeneração e inflamação das articulações.

A combinação do efeito antioxidante e anti-inflamatório do açafrão reduz os sintomas da artrite, como a rigidez matinal, o edema (inchaço) e a dor.

Bom contra o câncer

A ação antioxidante da curcumina presente no açafrão-da-terra protege as células de radicais livres que podem danificar o DNA celular, cuja alteração leva ao crescimento de células cancerígenas. Este polifenol também ajuda o corpo a destruir as células cancerosas desgarradas, evitando metástases.

A curcumina ainda age inibindo a síntese de proteínas que atuam na formação do tumor e evita a angiogênese, que é a formação de novos vasos sanguíneos para alimentar o crescimento de células cancerígenas.

Bom para o cérebro

Os resultados de um estudo recente, publicado em 2014 na revista Stem Cell Research & Therapy, mostram que o açafrão-da-terra pode ajudar a reparar o cérebro após uma lesão e também pode ser usado para tratar doenças neurodegenerativas.

Para examinar os efeitos da cúrcuma em células cerebrais, os cientistas banharam as células-tronco do cérebro adulto em um extrato contendo turmerona, um polifenol encontrado no açafrão-da-terra. O crescimento de células-tronco foi superior a

80% quando comparado com o controle.

Entenda os benefícios do açafrão-da-terra para o cérebro

Pesquisadores da Michigan State University descobriram que a cúrcuma ou açafrão da terra é capaz de impedir a formação de compostos destrutivos (proteínas alfa-sinucleína) que estão presentes no cérebro em doenças neurodegenerativas como Parkinson e Alzheimer.

A curcumina também reduz o risco da doença de Alzheimer, segundo pesquisa da Universidade da Califórnia, nos Estados Unidos. Ela age reduzindo a formação de placas amiloides.

A doença de Alzheimer resulta do acúmulo de uma proteína chamada beta-amilóide, que se deposita nas células do cérebro produzindo inflamação e estresse oxidativo, formando placas entre as células nervosas (neurônios) no cérebro e perturbando o seu funcionamento.

Age contra a depressão

Um estudo publicado na revista Phytotherapy Research confirmou através de ensaio clínico em 60 pacientes que a curcumina é segura e eficaz no tratamento de estados graves de depressão comparada com a fluoxetina.

A eficácia da curcumina foi semelhante ao do medicamento antidepressivo. No entanto, a curcumina não apresenta nenhum dos efeitos colaterais associados com a droga e ainda fornece benefícios adicionais à saúde.

Estes resultados estão de acordo com outra pesquisa, publicada na revista Psychopharmacology, mostrando que a curcumina aumenta os níveis de neurotransmissores como serotonina e dopamina, responsáveis pela sensação de bem-estar.

Bom para o coração

A curcumina é capaz de evitar a oxidação do colesterol no organismo. O colesterol oxidado é o que danifica os vasos sanguíneos e se acumula em placas endurecidas que podem levar a um ataque cardíaco ou derrame. Esta ação impedindo a oxidação do colesterol pode ajudar a reduzir a progressão da aterosclerose e de outras doenças cardíacas.

Ajuda na perda de peso

Um estudo publicado pelo Journal of Nutrition mostrou a ação da cúrcuma na inibição da lipogênese, produção de gordura pelo corpo. O tempero reduziu o percentual de gordura corporal no grupo que ingeriu o condimento. A dose usada no estudo foi de cinco gramas por dia, equivalente a uma colher de chá rasa.

Outros estudos sinalizam que a ação anti-inflamatória da curcumina é um dos mecanismos que ajudam na perda de peso.

Uma pesquisa publicada no European Journal of Nutrition sugere que curcumina pode ser útil no tratamento e prevenção de doenças crônicas relacionadas com a obesidade, porque a curcumina interage em vários caminhos metabólicos capazes de reverter a resistência à insulina (pré-diabetes), hiperglicemia (açúcar alto no sangue), hiperlipidemia (colesterol elevado) e outros sintomas inflamatórios associados a obesidade.

Bom contra a acne

Cúrcuma é eficaz no tratamento de acne devido a suas propriedades antissépticas e antibacterianas: ela combate espinhas, controla a oleosidade e proporciona um brilho saudável para a pele.

Para obter este benefício a orientação é a aplicação tópica do açafrão-da-terra. É aconselhável consultar o médico sobre a melhor maneira de utilizá-lo.

Quantidade recomendada

Caso compre a raiz inteira, utilize uma ou duas rodelas por dia. Se for ingerir o pó de açafrão a orientação é uma colher de chá, cerca de 5 gramas, diariamente caso exista algum problema de saúde.

Pessoas saudáveis podem usar o quanto

considerarem mais conveniente, o importante é a regularidade que o açafrão-da-terra faça parte da rotina alimentar.

Como usar

Quando a pessoa adquire a raiz inteira, a orientação é usar as rodelas no suco, ralado na salada ou na preparação de outros pratos. Use o tempero em pó à vontade em sopas, pães, bolos, biscoitos, omeletes, tapiocas, e também em aves, carnes e cozidos, legumes, arroz, feijão, ervilha, etc. A versão em pó também pode ser utilizada em sucos.

Por ser um pó, não é bom consumir o açafrão a seco, polvilhado na salada, por exemplo. Isto porque há maior risco de engasgue. Ele pode ser misturado em qualquer tipo de líquido, como no preparo dos alimentos ou na confecção de molhos para salada. Vale misturar com azeite, óleo de coco, maionese, leite, iogurte, manteiga, etc.

Cúrcuma com pimenta

É interessante combinar a cúrcuma com a pimenta do reino a fim de aumentar a biodisponibilidade (absorção). A pimenta do reino é rica em um flavonoide chamado piperina, que aumenta a absorção de outros nutrientes.

O curry é feito com cúrcuma e pimenta, e também pode ser incorporado no dia a dia.

Cuidados ao consumir

É melhor comprar o açafrão-da-terra em lojas de produto naturais. E, ao fazê-lo, verifique a validade. Isto porque quanto mais fresco, mais rico em polifenois. A cúrcuma é indicada para todas as pessoas, com restrição apenas nos casos raros de alergias a este tempero.

Riscos do consumo em excesso

Não há efeitos colaterais no consumo da cúrcuma, e ainda não foram descobertos problemas no consumo em excesso do tempero.

Fonte consultada:

Nutróloga e médica ortomolecular, Tamara Mazaracki.

CAPÍTULO III
Ácido fólico: para que serve e como tomar

Nutriente é bom para o cérebro e sistema imunológico, além de ser ótimo para a saúde da pele, unhas e cabelo

Ácido fólico, também conhecido como folato, metilfolato ou vitamina B9, é uma vitamina do complexo B, solúvel em água e presente em diversos ítens da dieta diária. O folato ocorre naturalmente nos alimentos e o ácido fólico é a forma sintética do folato, usada em medicamentos.

Benefícios comprovados do ácido fólico

O folato é necessário para numerosas funções do corpo. Entre elas: a síntese e reparação do DNA, divisão e crescimento celular, produção de novas proteínas, formação de hemácias. O folato é importante para a saúde cardiovascular e do sistema nervoso.

Importante na gravidez

Para gestantes, o folato é especialmente importante para um bom desenvolvimento fetal e formação do tubo neural. A suplementação deve começar pelo menos um mês antes da gravidez, e é essencial nas primeiras oito semanas após a concepção. Isto porque é neste período que ocorre o desenvolvimento do sistema nervoso e tubo neural do feto.

Faz bem para a pele, unhas e cabelos

Todo o complexo B, incluindo o folato, tem papel importante na saúde da pele, unhas e cabelos. O folato ajuda no crescimento de unhas e cabelos, combate a acne e a dermatite, deixa a pele com um brilho saudável e com a oleosidade controlada.

Fortalece a imunidade

Para que o sistema imunológico esteja fortalecido, uma série de fatores são necessários. Entre eles, as vitaminas do complexo B, inclusive o folato.

Aliado do cérebro

Além de ser essencial para o desenvolvimento do sistema nervoso do feto, o folato é fundamental para a função cerebral adequada e desempenha um papel importante na capacidade cognitiva e na saúde mental e emocional. Segundo estudos realizados pelo Institute for Functional Medicine, na Flórida, mais de 40% dos casos de depressão são causados pela falta de folato no organismo. Ele age como cofator na produção de serotonina, um neurotransmissor que garante o bom humor.

Beneficia a saúde do coração

O folato se combina com as vitaminas B6 e B12 formando uma coenzima que reduz os níveis de homocisteína, um aminoácido que em excesso afeta o aparelho cardiovascular (sistema circulatório e coração) de forma negativa, impedindo a reparação celular (um processo conhecido por metilação). Altos níveis de homocisteína contribuem para o endurecimento dos vasos sanguíneos, o que eleva a pressão arterial.

Alimentos fontes de ácido fólico

Os alimentos ricos em folato são todas as folhas verdes escuras, com ênfase para espinafre, brócolis, couve, alface e salsa. Os cereais integrais, feijões, cogumelos, vísceras (fígado de galinha), abacate, manga, laranja, tomate, melão, banana, ovo, levedo de cerveja e germe de trigo também possuem boas quantidades do nutriente.

Portanto, os alimentos ricos em folato são bem variados. Todos eles devem fazer parte da dieta diária. Folhas verdes, frutas, leguminosas (feijões, lentilha, ervilha, grão de bico), ovo, carne e vísceras. Não é difícil conseguir um bom aporte da vitamina se o cardápio incluir estes alimentos.

Benefícios em estudo

Previne o câncer: Suplementos deste nutriente podem prevenir a progressão do câncer, segundo estudo publicado na revista científica Cancer da Sociedade Americana de Câncer. O estudo forneceu dados para apoiar a hipótese de que a insuficiência de ácido fólico é um fator de risco para a ocorrência do câncer. O folato é incorporado a coenzimas que são essenciais para uma variedade de reações no metabolismo de ácidos nucleicos e aminoácidos, tais como a síntese e reparação de DNA (o que evita a formação de células defeituosas que poderiam se transformar em uma célula maligna) e a conversão de homocisteína em metionina. Seu excesso está ligado a problemas de saúde crônicos, tais como câncer e doenças cardiovasculares.

Deficiência de ácido fólico

Na maior parte das vezes a deficiência de folato é assintomática. Em casos graves pode haver fadiga, falta de ar após esforço leve, dor de cabeça e feridas na boca. O diagnóstico é feito pela dosagem de ácido fólico no sangue.
Uma deficiência de folato pode levar a anemia em adultos e desenvolvimento mais lento em crianças. No caso das gestantes, a ausência desta vitamina pode fazer com que o feto tenha malformações neurológicas.

Interações do ácido fólico

O álcool interfere na absorção de folato e também aumenta a quantidade da vitamina que é eliminada pela urina. Por isso, muitos alcoólatras podem ter deficiência de ácido fólico. Além disso, é frequente os alcoólatras terem dietas pobres e não alcançarem a ingestão diária recomendada de folato.
Se houver uma ingestão exagerada por um longo período, isto pode resultar em uma deficiência de vitamina B12, o que pode causar danos ao sistema nervoso e anemia por deficiência de vitamina B12.

Combinações com o ácido fólico

Devido aos problemas mencionados acima sobre a deficiência de vitamina B12, o ideal é sempre associar o ácido fólico com uma fórmula completa contendo todos os elementos do complexo B para não causar um desequilíbrio entre eles, B1, B2, B3, B5, B6, B12, biotina, ácido pantotênico, colina, inositol, e todos que compõe o complexo B.

Quantidade recomendada de ácido fólico

Idade/Momento de vida	Quantidade
0 - 6 meses	*65 microgramas/ dia*
7- 12 meses	*80 microgramas/ dia*
1 a 3 anos	*150 microgramas/ dia*
4 a 8 anos	*200 microgramas/ dia*
9 a 13 anos	*300 microgramas/ dia*
14 anos em diante	*400 microgramas/ dia*
Gestantes	*600 microgramas/ dia*
Lactantes	*500 microgramas/ dia*

Fonte: Institute of Medicine of the National Academies.

Uso do suplemento de ácido fólico

Existem alguns momentos da vida e condições de saúde em que a suplementação com o ácido fólico é orientada. São eles: gravidez, lactação, anemia por deficiência de folato, excesso de homocisteína e sempre que houver deficiência medida no exame de sangue - estas são as indicações principais.

Deficiências têm sido observadas em alcoólatras, em mais de 50 % dos casos.

Vitaminas, como o suplemento desta vitamina, não apresentam efeitos colaterais tão intensos como medicamentos alopáticos. Muito mais perigoso é tomar um analgésico ou um anti-inflamatório. Se houver uma ingestão exagerada de ácido fólico por um longo período, isto pode resultar em uma deficiência de vitamina B12, o que pode causar danos ao sistema nervoso e anemia por deficiência de B12.

Riscos do consumo em excesso de ácido fólico

Folato é uma vitamina solúvel em água e isso facilita a sua regulação pelo corpo: qualquer excesso será eliminado naturalmente através da urina. Assim, a overdose não ocorre com a alimentação, mas pode ocorrer a partir de suplementos - ingerir uma dose excessiva de ácido fólico pode resultar em problemas digestivos, dor de estômago, náusea e reações cutâneas tipo urticária. Também pode ocorrer a deficiência de vitamina B12 e consequentemente uma anemia. A quantidade acima de 5000 microgramas por dia é considerada perigosa.

Fonte consultada:

Dra.Tamara Mazaracki, médica nutróloga e pós-graduada em medicina ortomolecular. CRM: 52301716/RJ

CAPÍTULO IV
Albumina: o que é, para que serve
Ele também proporciona saciedade e pode contribuir para a recuperação de pacientes que sofreram queimaduras e na recuperação após cirurgias

A albumina é uma proteína da família das globulinas e apresenta funções biológicas importantes. É a principal proteína do sangue do ser humano. Ela é encontrada em diversos alimentos de origem animal (inclusive o whey protein é uma albumina), além de estar presente também em raízes de algumas plantas.

A albumina comercial mais conhecida é a derivada da clara do ovo e é considerada uma proteína de alto valor biológico por conta do seu perfil de aminoácidos.

As várias funções da albumina são:

- Manutenção e construção de músculos e tecidos;
- Função osmótica (que permite passagem dos minerais pelas células);
- Presença aminoácidos essenciais na formação hormônios;
- Transporte de diversas substâncias em nosso sangue.

Nutrientes da albumina em pó

Albumina	(14 g)
Calorias	54 kcal
Carboidratos	< 1 g
Proteínas	11 g
Gorduras totais	0 g
Gorduras saturadas	0 g

Gorduras trans   0 g
Fibras alimentares   0 g
Sódio   179 mg

Tabela fornecida pelo nutricionista Israel Adolfo, especialista em nutrição esportiva.

Segundo as normas da ANVISA, a albumina é:

- Fonte de potássio e ácido pantatênico em homens, e magnésio, potássio e ácido pantatênico;
- Rica em sódio e riboflavinas (vitamina B2);
Além disso, ela possui quantidades interessantes dos seguintes nutrientes:

Potássio
Um dos responsáveis pela manutenção do equilíbrio hidroeletrolítico, contração muscular, funcionamento cardíaco e participa da transmissão dos impulsos nervosos.

Ácido Pantotênico
Percursor da coenzima A, fundamental para o metabolismo energético (carboidratos, proteínas e gorduras)

Magnésio
Mineral de estrema importância, necessário para o funcionamento de 300 reações em nosso

organismo, entre eles: síntese de ATP, contração muscular, saúde óssea, etc.

A albumina ainda é fonte de aminoácidos essenciais, ou seja, que não são produzidos pelo nosso corpo.

Para que serve a albumina

O suplemento de albumina serve como um aliado no ganho de massa muscular. Além disso, ele também pode contribui para a perda de peso. Alguns outros estudos também apontam que o suplemento pode ser interessante para pacientes que sofreram queimaduras e na recuperação após uma cirurgia.

Benefícios comprovados da albumina

Ajuda no ganho de massa muscular

Diversos estudos apontam que a albumina é aliada no ganho de massa muscular. Entre eles, uma pesquisa publicada no Journal of the American Geriatrics Society feita com mais de 600 homens e mulher concluiu que a baixa albumina no organismo está associada com o declínio da força muscular em mulheres e homens mais velhos.

Os benefícios da albumina para os músculos ocorrem porque ela possui proteínas de alto valor biológico que ajudam a reparar os músculos que sofreram microlesões devido à prática de exercícios. Esses músculos são reparados e ficam maiores e mais fortes.

Proporciona saciedade

O suplemento de albumina proporciona saciedade porque é rico em proteínas que têm uma digestão mais lenta.

Quando a albumina é indicada para saúde?

Além do uso da albumina como suplemento alimentar no esporte e atividade física, ela pode ser usada como suplemento nos seguintes casos:

- Doenças hepáticas graves, como cirrose, ascite e em casos de transplante do fígado;
- Cirurgias no coração;
-Choque hipovolêmico (em que há perda de grandes quantidades de sangue ou líquidos do corpo);
- Síndrome nefrótica;
- Casos de grandes queimaduras, em que a pele perde líquidos, eletrólitos e albumina;
Existem outras situações em que a suplementação de albumina ainda não é consenso:

- Doenças do sistema digestivo, como doença celíaca e doença de Crohn;
- Choque séptico;
- Intoxicação por medicações ou produtos químicos;

Como consumir

A albumina pode ser encontrada na forma de pó, e deve ser ingerida após o treino, com o objetivo de reconstrução da musculatura treinada. Ao consumi-la, é importante que seja dissolvida em um líquido de preferência frio, para evitar a quebra da mesma e consequente alteração do sabor. A água é uma opção, porém, outras boas opções são a água de coco, sucos e vitaminas, pois além de incorporar os carboidratos importantíssimos no pós-treino, também melhora o sabor.

Quantidade recomendada

Não existe recomendação de consumo diário para a albumina. Esta recomendação só existe quando há um objetivo por trás de seu uso, como por exemplo, o desenvolvimento de massa muscular. Nestes casos, a recomendação é individual e feita a partir de uma análise global da alimentação diária.

Precauções ao consumir

Observe se a empresa que produziu o suplemento de albumina é regulamentada pela ANVISA. Além disso, ao adquirir observe seu aspecto. Caso o odor esteja muito forte ou o pó tenha alguns pontos escuros, não compre. Ao ingerir a albumina, procure beber muita água para evitar problemas nos rins. A albumina só pode ser orientada por nutricionistas ou nutrólogos.

Efeito colateral

O principal problema do suplemento albumina é que por ser derivado do ovo, seu consumo favorece o aumento de flatulências. Por esse motivo, muitas pessoas tem preferido o consumo do Whey Protein, que também é uma boa fonte de proteínas e não possui este efeito colateral.

Riscos ao ingerir em excesso

Quando consumida em excesso, o suplemento albumina pode levar à retenção de líquidos e até favorecer uma hipertensão. Isto porque ele possui grandes quantidades de sódio. Os valores recomendados de albumina possuem 255 miligramas de sódio, cerca de 12% da recomendação diária. Além disso, a questão das flatulências fica ainda mais grave quando a albumina é ingerida em excesso. Outro risco pode ser uma futura complicação renal, por conta do excesso de consumo de proteínas.

Quem pode consumir

O suplemento de albumina só pode ser ingerido após a orientação de um médico especialista ou de um nutricionista. Geralmente, ele é orientado para pessoas que praticam atividades físicas.

A albumina é derivada da clara do ovo

Gestantes, lactantes e pessoas com alergia ao ovo

devem evitar o consumo do suplemento. Pessoas com problemas no intestino também devem tomar cuidado com o consumo, devido ao fato do suplemento favorecer flatulências. Por fim, quem tem problemas renais também deve tomar cuidado, pois o excesso de proteína pode sobrecarregar os rins.

Combinações

Procure combinar o consumo de albumina com um carboidrato, pois este macronutriente ajuda na entrada de proteínas no músculo. Se não houver restrição, vale ingerir com a maltodextrina ou dextrose, ambas boas fontes de carboidratos.

Fontes consultadas:
Nutricionista Marcela Sansone, especialista em nutrição Ortomolecular e Esportiva.
Nutricionista Rita de Cássia Leite Novais da Consultoria Alimentar.

CAPÍTULO V

Alecrim: para que serve, sete benefícios e propriedades

A erva também tem forte ação antioxidante e pode ajudar a combater a gripe

O alecrim é uma erva aromática comum na região do Mediterrâneo. É um grande aliado do emagrecimento, tem ação expectorante, melhora inflamações e gripe, e tem forte ação antioxidante, prevenindo derrames e doenças cerebrais degenerativas. O alecrim também ajuda na digestão e diminui os gases.

O alecrim (Rosmarinus officinalis L.) chegou ao Brasil na época da colonização e recebeu diversos nomes populares como: rosmarinho, rosmaninho, alecrim comum, alecrim de cheiro, alecrim de jardim e alecrim de horta.

Principais nutrientes do alecrim

Um dos principais nutrientes do alecrim é a vitamina A, que é essencial para os olhos e a pele, previne infecções e tem forte ação antioxidante.

O tempero também conta com a vitamina C que melhora a imunidade, evita o envelhecimento da pele, previne derrames, tem ação antioxidante e proporciona resistência aos ossos.

A vitamina K também está presente, sendo relevante para a coagulação sanguínea e fixação do cálcio nos ossos. O alecrim ainda conta com as vitaminas B1 e B2, em que ambas agem no metabolismo da glicose, dos ácidos graxos e aminoácidos. Ou seja, ajudam o organismo a utilizar essas substâncias com eficiência.

Além disso, elas também desempenham um papel importante na formação da bainha de mielina, que fica em torno das fibras nervosas e permite mensagens entre os nervos.

O alecrim conta com compostos fenólicos que têm atividades biológicas importantes, como antioxidantes, anti-inflamatórias, anti-carcinogênicas, entre outras.

Nutrientes — alecrim fresco picado

(1 xícara de chá 40g) Alecrim desidratado (2 col. sopa 6,6g)

Nutrientes		
Calorias	52 kcal	22 kcal
Carboidratos	8,3 g	4,2 g
Proteínas	1,3 g	0,3 g
Lipídios	2,3 g	1 g
Fibras	5,6 g	2,8 g
Vitamina A	8 mcg	10 mcg
Vitamina A (SI)	1170 UI	206 UI
Vitamina C	8,7 mg	4 mg
Cálcio	127 mg	84 mg
Potássio	267 mg	63 mg
Sódio	10 mg	3 mg

Fonte: UNIVERSIDADE FEDERAL DE SÃO PAULO. Escola Paulista de Medicina. Departamento de Informática em Saúde. Tabela de composição Química dos Alimentos (TABNUT).

Para que serve o alecrim

Ajuda no emagrecimento

O chá de alecrim serve para emagrecer, porque tem ação diurética, contribuindo para menor retenção de líquidos. Além disso, a bebida ajuda no trânsito intestinal.

Reduz os gases

O alecrim diminui o desconforto causado pelos gases intestinais, pois auxilia a expeli-los e diminui as cólicas.

Ação antioxidante e anti-inflamatória

Essa erva é rica em compostos fenólicos que possuem forte ação antioxidante, por isso, agem combatendo os radicais livres e previnem problemas como o câncer, derrames e doenças cerebrais degenerativas, de conter ação anti-inflamatória.

Benefícios do alecrim em estudo:
- Combate à gripe;
- Bom para quem tem diabetes;
- Bom para as articulações;
- Diminui o estresse;
- Melhora a memória.

Combate à gripe

A Faculdade de Ciências Farmacêuticas da Universidade de São Paulo (USP) concluiu que o alecrim ajuda a combater o vírus da gripe. E ainda, este alimento conta com ação expectorante, e então, também é interessante em casos de tosse.

Alecrim possui ação antioxidante

Bom para quem tem diabetes: Uma pesquisa inicial realizada pela USP concluiu que o alecrim conta com propriedades antioxidantes e anti-inflamatórias que podem apresentar benefícios para quem tem doenças crônicas não-transmissíveis nas quais o estresse oxidativo e a inflamação atuam de forma significativa, como diabetes.

Bom para as articulações

O alecrim aplicado na pele por meio de compressas pode ajudar a reduzir as inflamações nas articulações. Afinal, ele possui ação anti-inflamatória. Contudo, ainda são necessárias mais pesquisas para comprovar este benefício.

Diminui o estresse e melhora a memória

Alguns estudos sugerem que o óleo de alecrim, combinado com outros óleos, pode abaixar os níveis de cortisol e, assim, abaixar o estresse.

Alecrim do campo

Pode-se dizer que existem dois tipos de alecrim: o comum e o alecrim do campo, sendo esse último aquele ao qual a música "alecrim, alecrim dourado" faz referência. Isso porque, enquanto no alecrim (Rosmarinus officinalis L) brotam flores de pétalas roxas, no alecrim do campo (Baccharis dracunculifolia) surgem pétalas amarelas.

Apesar de serem plantas "diferentes", tanto o alecrim quanto o alecrim do campo possuem as mesmas propriedades medicinais para a saúde. Além disso, o alecrim do campo também é utilizado na fabricação de alguns produtos específicos, como óleos essenciais à base de nerolidol e a própolis verde.

Como usar o alecrim

O alecrim pode ser ingerido nas formas *in natura*, como tempero, em pó ou ser passado na forma de óleo. De sabor pungente e aroma particular, combina com carnes suínas, peixes e frango, assim como em sopas, molhos à base de tomate ou para aromatizar o azeite de oliva.

Contraindicações

Gestantes podem consumir o alecrim como tempero. Porém, por falta de evidência quanto à segurança, não deve ser consumido na forma de chá, pois ele pode causar contrações uterinas.

Riscos do consumo em excesso

Consumir mais do que quatro xícaras de chá de

alecrim ao dia pode causar nefrite, problemas gastrointestinais e intoxicação.

Fontes:

Nutricionista Rita de Cássia Leite Novais, da empresa Consultoria Alimentar - CRN/SP 6609.

CAPÍTULO VI
Aveia: benefícios do cereal e como comer
O alimento ainda ajuda a garantir saciedade e reduz o colesterol

O que é a aveia

A aveia (Avena L.) é uma planta pertencente à família Poaceae. Seu gênero é composto por aproximadamente 450 espécies, sendo as mais cultivadas a Avena sativa e Avena byzantina. Cereal rico em fibras que pode ser encontrado na forma de farinha, flocos e farelo.

O cereal em si não contém glúten. Mas como na maior parte do mundo ele é processado junto ao trigo, é considerado um dos alimentos perigosos para os celíacos. Por isso, é importante sempre verificar a embalagem. Pois, se ele contiver traços dessa proteína, deverá constar na embalagem "contém glúten".

Principais nutrientes da aveia

Aveia - Por 30 g (uma porção)

Calorias	*118,2 kcal*
Carboidratos	*20,1 g*
Proteínas	*4,2 g*
Lipídios	*2,4 g*
Fibras	*2,73 g*
Cálcio	*14,4 mg*
Potássio	*100,8 mg*
Ferro	*1,32 mg*
Fósforo	*45,9 mg*
Magnésio	*35,7 mg*
Sódio	*1,5 mg*
Zinco	*0,78 mg*

Fonte: Tabela Brasileira de Composição dos Alimentos / Taco - versão 2, UNICAMP (convertida para a porção de 30 g)

O grande diferencial da aveia são suas fibras. Mas, neste caso, ela ganha pela qualidade, e não pela quantidade, principalmente devido às beta-glucanas, que traz diversos benefícios ao organismo, como veremos a seguir. No quesito quantidade, é preciso consumir 25 gramas de fibras ao dia. Em uma dieta de 2 mil calorias, e o cereal contém 2,73 g a cada porção. Portanto, isso corresponde a 11% das nossas quantidades diárias. Veja qual porcentagem do Valor Diário* de alguns nutrientes ela também carrega:

13% de magnésio
11% de zinco
9% de ferro
8% de proteínas
6% de fósforo
6% de carboidratos
1,4% de cálcio.

* Valores Diários de referência para adultos com base em uma dieta de 2.000 kcal ou 8.400 kJ. Seus valores diários podem ser maiores ou menores dependendo de suas necessidades energéticas.

Benefícios da aveia

Traz saciedade

A aveia possui dois tipos de fibras: uma parte são fibras insolúveis, como a celulose, que as enzimas do nosso corpo não conseguem "quebrar". No entanto, o destaque do cereal são suas fibras solúveis, as beta-glucanas, que são parcialmente digeridas pelo intestino. Elas pegam a água que está no órgão e a "sugam". Dessa forma, elas crescem de tamanho e vão formando um gel que forra a parede do estômago e do intestino, retardando o esvaziamento gástrico e prolongando a saciedade. Sendo assim, o consumo de aveia é interessante para quem faz dieta.

Funcionalidades da aveia

Mantém o intestino em ordem

Uma das funções mais conhecidas da aveia é a de regular esse órgão. As grandes quantidades de fibras do alimento, quando entram em contato com a água, formam um gel que estimula o funcionamento do trânsito intestinal. Além disso, as fibras do tipo beta-glucana estimulam o crescimento da microbiota intestinal, ou seja, dos probióticos. Isso ocorre porque ela serve como "comida" para os lactobacilos. Quando as bactérias proliferam em cima dessas fibras, existe a produção de uma substância, o ácido butírico, que estimula os movimentos do intestino (chamados de peristálticos). O órgão, por sua vez, quando está sendo estimulado, elimina as substâncias tóxicas mais rápido e estimula a renovação celular. Isso diminui a chance de câncer intestinal.

Uma equipe de pesquisadores ingleses do Imperial College analisou vinte e cinco estudos que envolviam mais de duas milhões de pessoas, e chegou à conclusão de que a alta ingestão de fibra alimentar, particularmente de cereais e grãos integrais, como a aveia, está associada com a redução do risco de câncer colorretal. A cada adição de 10 g por dia de grãos integrais no total de fibras ingeridas, constatou-se uma redução de 10% no risco da doença.

Ajuda a defender o organismo

A aveia não tem uma ação direta na imunidade. Porém, por melhorar o trânsito intestinal, ela pode aumentar as defesas orgânicas do nosso corpo, uma vez que contribui para a saúde da flora intestinal. Afinal, 60% do total de imunoglobulinas do nosso corpo estão nele. Toda vez que estimulamos a microbiota intestinal, acabamos produzindo mais anticorpos, o que melhora a imunidade.

Previne doenças crônicas

O cereal também age no controle da glicose e do colesterol. Com relação ao gel que as beta-glucanas formam ao entrar em contato com a água, a glicose e o colesterol ficam mais tempo "presos" nesse gel, para depois serem absorvidos. No caso dos açúcares, isso diminui o tempo de absorção dos carboidratos, melhorando os níveis glicêmicos. Por isso, o consumo de aveia é recomendado aos diabéticos. A ingestão do cereal, especialmente na forma de farelo, também é benéfico para quem tem colesterol alto, já que há uma diminuição em até 10%.

Não existem estudos suficientes de que a aveia ajuda no controle da hipertensão. No entanto, sabemos que ela é rica em potássio, mineral importante para modular a pressão arterial, evitando a retenção de líquidos.

Faz bem para a pele

Como é um alimento rico em silício e proteínas, o consumo de aveia também é bom para a renovação de tecidos, como a pele. Isso ajuda nas divisões celulares e deixa o tecido com uma melhor aparência, além de mais saudável.

Traz mais bem-estar

Por ser uma fonte proteica, a aveia contém triptofano, um precursor da serotonina, neurotransmissor responsável pelo controle do nosso humor, conhecido como amigo do bem-estar. Para a conversão de um para o outro, é necessária a ação de uma enzima, que só funciona bem quando os níveis de alguns nutrientes estão adequados, entre eles, o magnésio, encontrado também em boa quantidade no cereal. Sendo assim, a aveia pode ser uma aliada extra no combate à tristeza e até mesmo da depressão.

Como consumir

A aveia é vendida na forma de farinha, flocos (finos e grossos) e farelo. Ela pode ser consumida junto com as frutas de sua preferência ou adicionada aos sucos, shakes e às vitaminas. A aveia também pode fazer parte da preparação de bolos, tortas (doces e salgadas), pães, biscoitos, cookies, empanados, bolinhos e farofa. Outra forma de utilizá-la é no mingau, ela dá a consistência ao leite sem a necessidade do uso de amido de milho para engrossar.

Quantidade recomendada de aveia

Estudos demonstram que 30 gramas, ou seja, aproximadamente três colheres de sopa de aveia diariamente é o suficiente para obter os benefícios do cereal. Por causa do alto teor de fibras, o consumo deve ser acompanhado da ingestão de líquidos.

Comparação com outros alimentos

A aveia é uma ótima fonte energética, sendo que sua porção de 100 g conta com 67 g de carboidratos, perdendo apenas da quinoa, com 68,8 g e do farelo de trigo com 76 g na mesma porção.

Quando se trata em fibras, a aveia é um alimento que detém uma quantidade significativa deste nutriente. Uma porção de 30 g contém 2,7 g da substância, contudo, comparativamente, a linhaça possui uma quantidade 3 vezes maior. Porém, é importante considerar que a aveia contém especificamente as beta-glucanas, tipos de fibras que têm diversas propriedades importantes para a saúde.

Apesar de ter menos minerais do que outros cereais (vide tabela abaixo), a aveia ganha do arroz integral, a versão completa do arroz branco, um dos grãos mais consumidos no dia-a-dia. O indicado é o consumo de 86 g desse alimento, o que equivale a 2 colheres de sopa. Essa porção tem 0,285 mg de ferro e 4,3 mg de cálcio, contra 1,32 mg e 14,4 mg respectivamente desses minerais contidos em 30 gramas de aveia. Ou seja, comparando as porções recomendadas, a aveia contém 3 vezes mais cálcio e 5 vezes mais ferro.

Nutrientes (100 g do grão)

	Aveia	Arroz Integral	Farelo de Trigo	Quinoa	Amaranto	Linhaça
Calorias	394 kcal	360 kcal	360 kcal	380 kcal	373 kcal	495 kcal
Carboidratos	67 g	77,5 g	76 g	68,8 g	64 g	43,3 g
Proteínas	14 g	7,3 g	10 g	13,11 g	13,5 g	14,1 g
Gorduras	8 g	1,9 g	2 g	5,77 g	6,89 g	32,3 g
Fibras	9,1 g	4,8 g	2 g	6 g	6,67 g	33,5 g

Cálcio	48 mg	8 mg	18 mg	129 mg	160 mg	211 mg
Potássio	336 mg	75 mg	--	740 mg	509 mg	869 mg
Fósforo	153 mg	106 mg	--	411 mg	558 mg	615 mg
Magnésio	119 mg	59 mg	--	211 mg	249 mg	347 mg
Ferro	4,4 mg	0,3 mg	4,2 mg	9,33 mg	7,5 mg	4,7 mg

Fonte: Tabela Brasileira de Composição dos Alimentos / Taco - versão 2, UNICAMP

Contraindicações

O consumo de aveia é contraindicado para quem tem a doença celíaca, que é causada pela intolerância ao glúten, uma proteína encontrada na aveia (por contaminação do trigo) e em outros alimentos, que provoca dificuldade no organismo de absorver os nutrientes, vitaminas, sais minerais e água. Pessoas que possuem intolerância alimentar também devem evitá-la.

Quem tem síndrome do intestino irritado não deve consumir aveia. Pois, por causa da inflamação, precisa de alimentos de fácil digestão. O consumo de muita fibra provoca ainda mais irritação, pois o alimento permanece mais tempo no intestino.

Já as pessoas que possuem intestino muito acelerado, também devem evitá-la, pois a aveia possui muitas fibras e ajuda a acelerar ainda mais o trânsito intestinal.

Além disso, a aveia não é recomendada para crianças com menos de seis meses, porque o teor de fibras desse alimento é muito alto e a criança ainda não tem um aparelho digestório que consegue digerir de forma eficiente a aveia.

Riscos do consumo em exagero

O excesso de consumo da aveia pode causar intolerância alimentar ou flatulência. Todo alimento em exagero pode criar uma intolerância. Isso é uma particularidade de cada pessoa. Além disso, como todo ítem rico em fibras, precisamos de maior quantidade de água para ajudar na digestão, senão, há o risco de criar gases. O excesso de fibras na alimentação também diminui a absorção de zinco e cálcio.

Onde encontrar

Você pode encontrar a aveia em suas diferentes formas nos supermercados e em lojas de produtos naturais.

Fontes Consultadas:

Nutricionista Roseli Rossi, especialista em Nutrição Clínica da Clínica Equilíbrio Nutricional, em São Paulo.
Nutricionista Janice Chencinski, de São Paulo.
Nutrólogo Roberto Navarro (CRM SP 78.392), membro da Associação Brasileira de Nutrologia (Abran).

CAPÍTULO VII

Beterraba: benefícios, como consumir e receitas fáceis

A raiz auxilia nos treinos, previne doenças e ajuda no controle do colesterol, mas deve ser consumida com moderação

A beterraba é uma raiz que possui sabor adocicado, é rica em diversos nutrientes e as formas de ser consumida são muito versáteis: crua, cozida, na salada, em sopas e em sucos são alguns exemplos.

Benefícios da beterraba

O pigmento que dá a beterraba sua cor roxo-avermelhado é a betacianina, um poderoso agente de combate ao câncer, principalmente o câncer de cólon, de acordo com a nutróloga Valéria Viana. "Os glóbulos sanguíneos absorvem a betacianina e podem aumentar a capacidade de transporte de oxigênio em até 400%. A beterraba possui também um fitonutriente chamado proantocianidinas que é anticancerígeno", completa a nutróloga.

As beterrabas são excelentes fontes de vitaminas do complexo B, tais como B1, B2, B5, B6 e B9. Esta última, chamada também de ácido fólico, é importantíssima para a mulher grávida, uma vez que é utilizada para o desenvolvimento normal da coluna vertebral da criança, de acordo com Valéria.

O suco de beterraba é bastante alcalino, o que o torna eficaz no tratamento da acidose. Beber regularmente o suco pode ajudar a aliviar a constipação.

Essa raiz também é rica em fitoesteróis, substâncias vegetais que não são produzidas pelo organismo humano. Estes, por sua vez, promovem a redução do colesterol em 30 a 40%.

Além disso, a beterraba possui nitratos, substâncias que produzem no sangue um tipo um gás conhecido como óxido nítrico. O óxido, por sua vez, dilata os vasos sanguíneos e as artérias, reduzindo a pressão arterial. "Por isso, um estudo britânico da Universidade Rainha Mary, em Londres, publicado no jornal Hypertension da American Heart Association, constatou que um copo de 250 ml de suco de beterraba por dia é suficiente para diminuir em 7% a pressão arterial. Ou seja, essa raiz é aliada de quem tem hipertensão", afirma Valéria.
Outras propriedades da beterraba:

- Rica em fibras;
- Fonte de carboidratos;
- Cobre;
- Magnésio;
- Manganês;
- Cálcio;
- Potássio;
- Nitratos;
- Vitamina A;
- Vitamina C;
-Vitamina E;
- Vitamina K;

- Antioxidantes como carotenoides e licopeno.

Informação Nutricional da Beterraba (porção de 100g)

Calorias	*49*
Proteínas	*1,9*
Lipídeos	*0,1*
Colesterol	*-*
Carboidrato	*11,1*
Fibra alimentar	*3,4*
Cálcio	*18*
Magnésio	*24*

Fonte: Tabela Brasileira de Composição de Alimentos - UNICAMP

A beterraba é eficaz contra a anemia?

Ao contrário do que muitos acreditam, a beterraba não é um alimento rico em ferro. Por isso a sua contribuição é pequena, não servindo para combater a anemia. "Confira os seguintes dados comparativos: uma xícara de beterraba ralada possui 0,8mg de ferro não-heme (forma do ferro pouco absorvido pelo organismo). Enquanto que um bife pequeno tem em média 7,5mg do nutriente", alerta o nutrólogo Lucas Penchel. O especialista conta também que um bife de fígado contém aproximadamente 8,5mg de ferro heme (ferro bem absorvido pelo organismo) - ou seja, muito mais do que a beterraba. Ela é um excelente alimento com muitas propriedades benéficas à saúde, mas a sua ingestão não combate a anemia, apenas auxilia na prevenção.

Beterraba é aliada de quem pratica exercícios

Ingerir o suco de beterraba auxilia no aumento da resistência física e permite que atletas, principalmente em provas de resistência como corrida e ciclismo, consigam se exercitar por até 16% de tempo a mais, de acordo com um estudo realizado pela University of Exeter, do Reino Unido.

"O suco de beterraba contém alto teor de nitrito, que é transformado em nitrato (nitração) e o mesmo se modifica para óxido nítrico (NO2). O óxido nítrico, como já foi citado, é responsável de fazer um relaxamento da musculatura da parede dos vasos sanguíneos, resultando em uma vasodilatação e aumento do fluxo de sangue, diminuindo a pressão arterial e aumentando a absorção de nutrientes nos músculos do corpo", explica Valéria. Isso resultará em aumento de massa magra, aumento de força (devido maior velocidade da contração da fibra muscular) e uma melhor recuperação muscular após o exercício, com um incremento a mais de resistência física.

"Além de tudo isso, a beterraba possui em sua composição o nitrato que, no organismo, é um dos precursores do óxido nítrico, substância que promove vasodilatação, ou seja, aumenta o calibre dos nossos vasos, levando mais nutrientes e oxigênio aos músculos. Na prática de exercício físico esse efeito é desejado, pois aperfeiçoa a utilização do oxigênio, auxiliando na melhora do desempenho durante os treinos", acrescenta a nutricionista Rucielli Frohlich.

Beterraba no pré-treino

No pré-treino, Valéria indica ingerir o suco (que leva uma beterraba pequena ou média com água) até 60 minutos antes do treino, tempo suficiente para obter os benefícios no organismo.

Laranja: benefícios e como incluir na dieta

"Há também o suco rosa, que é a combinação de laranja com beterraba crua, resultado de um estudo publicado no Journal of Applied Physiology pelo professor Andy Jones. Este estudo demonstra que a mistura melhora em até 10% o desempenho físico, e ainda ajuda na recuperação muscular", completa Valéria. A grande vedete deste suco é a beterraba, por suas quantidades de óxido nítrico. A laranja por sua vez, além de ser rica em vitamina C, tem a função de combater os radicais livres que são gerados com os exercícios físicos.

Beterraba previne Alzheimer, Parkinson e depressão

O vegetal é responsável pelo aumento do fluxo sanguíneo que chega ao cérebro, fazendo com que ele trabalhe e tenha grande funcionalidade. De acordo com o nutrólogo Lucas Penchel, o poder antioxidante da beterraba também é eficaz no combate de doenças degenerativas como o Alzheimer e Parkinson. O triptofano e a betaína podem ainda atuar na mente, afastando a depressão e ajudando no relaxamento e bem-estar. Os antioxidantes da beterraba, de acordo com o nutrólogo Fernando Cerqueira, combatem o envelhecimento e protegem o cérebro, assim como o ácido nítrico, que ajuda na oxigenação.

Melhora a saúde do coração

No Instituto de Diabetes e Coração Baker, na Austrália, foi feito um estudo com 30 voluntários que ingeriram 500 ml de suco de beterraba e foram monitorados por um período de 24 horas. "Os resultados demonstraram grande redução da pressão arterial após seis horas do consumo do suco. Segundo os pesquisadores, a alta concentração de nitratos na beterraba é a responsável por esse grande benefício", diz Penchel. Ele explica que essas substâncias são convertidas em óxido nítrico no organismo, que relaxa os vasos sanguíneos, melhorando o fluxo do sangue e, consequentemente, reduzindo a pressão. O nitrato também é importante na dieta de quem pratica atividade física, pois potencializa o aproveitamento dos nutrientes pelos músculos, tornando-se uma boa fonte de energia.

Beterraba na gravidez

A beterraba na gravidez é um elemento muito nutritivo, pois tem a capacidade de purificar o sangue e, de acordo com Penchel, protege a criança dos possíveis defeitos e danos no nascimento. "A beterraba também aumenta a resistência física das mulheres grávidas, o que é um bônus durante o parto. Ela é uma grande fonte de carboidratos bons, vitaminas A e B, fibra solúvel, e também de proteína", comenta o especialista. Por último, mas não menos importante, a beterraba ajuda a diminuir a pressão arterial, muito comum durante a gravidez, fazendo dela um alimento aliado na prevenção da eclâmpsia. "Além de conter ácido fólico, que é imprescindível para a formação adequada de medula espinhal de um feto. Como tal, ele também ajuda a prevenir doenças, como a espinha bífida", completa o nutrólogo.

Ajuda no controle do colesterol e triglicérides

O excesso de gordura não causa dor; muitas vezes não é notado, mas pouco a pouco vai se instalando em nossas artérias sem percebermos. Esse acúmulo de gordura endurece as artérias, aumentando o risco da arteriosclerose ou de acidentes cerebrovasculares (AVC) - e tudo isso pode ser evitado se cuidarmos um pouco mais de nossa alimentação e estilo de vida. "Para reduzir níveis alterados de colesterol e triglicérides, é imprescindível o consumo de vegetais, e um modo ideal de consegui-lo é mediante o consumo de saladas e sucos. A beterraba é perfeita nesse cenário, por ser um carboidrato de baixo índice glicêmico. Ou seja, a velocidade com que vira açúcar no sangue é de forma lenta, prevenindo diabetes e dislipidemia. Assim como os morangos, ela é rica em antioxidantes, responsáveis por reduzirem aparecimentos de patologias", afirma ele.

Beterraba fortalece os ossos

Incluir beterraba em sua dieta resulta em ossos e dentes mais fortes. "Beterraba contém sílica, que ajuda o corpo a utilizar o cálcio corretamente. O cálcio é o nutriente essencial para ossos fortes e saudáveis, além de ser rica em outros nutrientes, como ácido fólico, vitamina C, manganês, magnésio e cobre", ressalta Penchel.

Todos esses nutrientes desempenham um papel fundamental no fortalecimento dos ossos. "O que fazer: comer metade de uma beterraba diariamente em forma de salada vai ajudar na prevenção de osteoporose e doença dos ossos frágeis", conclui o nutrólogo.

Açúcar de beterraba

De acordo com a nutróloga Valéria Viana, o açúcar da beterraba depois de pronto é quimicamente idêntico ao açúcar da cana, cada um com uma composição de 100% sucrose (sacarose). O açúcar de beterraba é utilizado principalmente no norte da Europa, e o açúcar da cana de açúcar é usado pela grande maioria do mundo.

"Uma pessoa com diabetes deve ter uma alimentação bem balanceada. E, se estiver com a glicemia controlada, pode usar a beterraba crua ou cozida na salada (1 pires dos de chá no máximo por refeição)", afirma ela.

Como consumir a beterraba

De acordo com um estudo britânico da Universidade Rainha Mary, em Londres, um copo por dia e/ou a ingestão de uma beterraba pequena diariamente é o suficiente para ter todos os benefícios. "O ideal é consumi-la crua ou cozida e, de preferência, com a casca, que conserva melhores os nutrientes", lembra Valéria.

A nutróloga também destaca que as beterrabas cruas têm uma substância importante chamada betaína que, segundo estudos, ajuda a diminuir as substâncias inflamatórias no nosso corpo, auxiliando na redução de diversas doenças e prevenindo o envelhecimento. De forma geral, a beterraba pode ser consumida em saladas, sucos, omeletes, cozida no feijão, entre outros.

Como escolher a beterraba

Sim, a escolha adequada da beterraba é um ponto bastante importante. "Prefira com tamanho pequeno e médio, pois são mais macias e saborosas. Observe se a casca está lisa e sem manchas ou rachaduras e, se tiver folhas, estas devem ser de cores homogêneas e brilhantes, pois seu consumo é recomendado devido ao alto teor de nutrientes", afirma Valéria.

A beterraba em excesso faz mal?

Sim, como todo alimento em excesso faz mal. "Principalmente para pessoas propensas a desenvolver ou que já tenham pedras nos rins e em pessoas que sofrem de síndrome do intestino irritável. Isso porque a beterraba contém Oxalato, uma substância que podem contribuir para a formação de pedras nos rins, tendo também ação anti-nutricional podendo interferir na absorção de alguns micronutrientes", destaca o nutrólogo Lucas Penchel.

Referências:

Valéria Viana, nutróloga da Associação Brasileira de Nutrologia (ABRAN)/AMB/CFM com especialização em Terapia Nutricional e Nutrição Clínica pelo GANEP no Hospital da Beneficência Portuguesa de São Paulo/SP.
Lucas Penchel, nutrólogo Diretor da Clínica Penchel.
Rucielli M. Frohlich, nutricionista formada pela PUC- RS, responsável pelo Programa de Emagrecimento e reeducação alimentar Mente Magra, com atuação em todo o Brasil.
Tabela Brasileira de Composição de Alimentos - UNICAMP
Fernando Cerqueira, médico nutrólogo proprietário da clínica FC e especializado em emagrecimento, ganho de massa muscular e longevidade. Criador do desafio da dieta de 28 dias.

CAPÍTULO VIII
Biotina: para que serve e benefícios para a pele

Nutriente também ajuda na melhor absorção de outras substâncias e é bom para quem tem diabetes

O amendoim possui boas quantidades de biotina. A biotina é uma vitamina do complexo B. Ela também é conhecida como vitamina B7 e vitamina H. Trata-se de uma vitamina hidrossolúvel produzida no intestino pelas bactérias e obtida por meio da alimentação.

Assim como outras vitaminas do complexo B, a biotina está relacionada ao metabolismo das gorduras, carboidratos e proteínas. Ela também é essencial para a saúde da pele, unhas e cabelos.

Benefícios da biotina

Bom para a pele

A biotina é muito benéfica para a pele, isto porque ela ajuda no metabolismo de carboidratos, proteínas e gorduras o que acaba melhorando a saúde da pele. A ausência da biotina pode fazer com que a pele fique seca, escamosa e com vermelhidão em volta da boca e nariz.

Bom para o cabelo

A ausência da biotina pode causar a queda de cabelos e também fazer com que os fios fiquem enfraquecidos. Ainda não é certa a relação entre o nutriente e os cabelos, mas alguns especialistas acreditam que a biotina tem relação com a produção de queratina, proteína que compõe o cabelo.

Bom para as unhas

A falta de biotina pode enfraquecer as unhas. Alguns especialistas acreditam que isto ocorre porque o nutriente tem relação com a produção de queratina, proteína que compõe as unhas.

Ajuda na absorção correta dos nutrientes

A biotina, juntamente com outras vitaminas do complexo B, contribui para o metabolismo de carboidratos, gorduras e proteínas, fazendo com que o corpo os absorva da melhor maneira.

Benefícios em estudo

Bom para quem tem diabetes

Como a biotina ajuda a metabolizar melhor os carboidratos, alguns estudos apontam que a biotina pode ser interessante para diabéticos. Contudo, ainda são necessárias mais pesquisas para se comprovar este benefício.

Deficiência de biotina

A deficiência de biotina é extremamente incomum porque este nutriente está muito presente na alimentação. Contudo, quando acontece os sintomas da ausência do nutriente são: fraqueza nas unhas e cabelos, calvície, pele seca e escamosa e vermelhidão em volta do nariz e da boca. Outras complicações que podem ocorrer são conjuntivite, dermatite exfoliativa, dores musculares e lassidão, acompanhada de aumento da glicemia.

Combinações da biotina

Para proporcionar os benefícios mencionados, a biotina precisa ser ingerida com as outras vitaminas do complexo B. Além disso, é importante que ela faça parte de uma dieta balanceada.

Fontes da biotina

As principais fontes de biotina são o amendoim, as nozes, o tomate, a gema do ovo, a cebola, a cenoura, alface, couve-flor e amêndoa. A carne vermelha, o leite, as frutas e as sementes também contam com o nutriente.

Quantidade recomendada de biotina

Bebê	de 0 a 6 meses	5 mcg
Bebê	de 7 a 12 meses	6 mcg
Criança	de 1 a 3 anos	8 mcg
Criança	de 4 a 8 anos	12 mcg
Jovem	de 9 a 13 anos	20 mcg
Jovem	de 14 a 18 anos	25 mcg
Adulto	de 19 a 70 anos	30 mcg
Gestantes		35 mcg
Lactantes		35 mcg

The National Academies

Suplemento de biotina

O suplemento de biotina só é orientado quando a pessoa manifesta sintomas da ausência deste nutriente. A suplementação só pode ser realizada por um nutricionista ou médico nutrólogo.

O excesso de biotina

O consumo excessivo de biotina só ocorre por meio da suplementação e não tem grandes complicações, pois o nutriente é excretado pela urina.

Referência:

Nutróloga e médica ortomolecular Tamara Mazaracki.

CAPÍTULO IX
Brócolis: benefícios, receitas e melhor forma de preparo

Esse vegetal protege contra doenças cardíacas, melhora a imunidade e tem propriedades antioxidantes

O brócolis é um vegetal crucífero do gênero Brassica, fonte de ácido fólico, antioxidantes, fibras, cálcio e vitamina A e vitamina C. Sua provável origem se deu na área leste do Mediterrâneo, de acordo com a nutricionista Cintya Bassi, do Grupo São Cristóvão Saúde. Entre os benefícios para a saúde associados ao consumo desse alimento, estão: proteger o coração, melhorar o funcionamento do intestino e até fortalecer a imunidade. Abaixo, entenda mais sobre esse vegetal e veja bons motivos para incluí-lo em seu prato.

Benefícios do brócolis

O brócolis é rico em fenóis, flavonoides, selênio e vitamina C, que, como afirma Marisa Resende Coutinho, nutricionista da Rede de Hospitais São Camilo de SP, lhe confere as propriedades de aumentar a atividade enzimática, favorecendo a absorção de nutrientes e inibindo as nitrosaminas (substâncias carcinogênicas). "Ainda combate os radicais livres, protege contra doenças cardíacas e circulatórias, melhora a imunidade celular, além de ter propriedade antioxidante. É também rico em fibras, favorecendo a regulação da função intestinal", completa.

- Ajuda no emagrecimento;
- Tem ação desintoxicante;
- Ajuda no combate ao câncer;

- Ajuda a controlar o colesterol e as doenças cardíacas;
- Fortalece o sistema imunológico;
- Combate radicais livres;
- Ajuda a regular o intestino.

Informação nutricional do brócolis (porção de 100g)

Nutriente	Quantidade
Calorias	*25kcal*
Carboidrato	*4,4g*
Proteína	*2,1g*
Lipídeos	*0,5g*
Colesterol	*NA*
Fibra alimentar	*3,4g*
Cálcio	*51mg*
Magnésio	*15mg*
Sódio	*2mg*
Manganês	*0,12mg*
Fósforo	*33mg*
Ferro	*0,5mg*
Potássio	*119mg*
Cobre	*0,08mg*
Zinco	*0,2mg*
Vitamina C	*42,0mg*

Referência: TACO - Tabela Brasileira de Composição de Alimentos.

Brócolis ajuda no emagrecimento

O brócolis é um alimento com uma quantia baixa de calorias (25 kcal a cada 100g), além de ser rico em fibras, o que confere maior saciedade - então, ele pode ser um aliado na perda de peso. "Além disso, por conter polifenóis, sugere-se teoricamente uma ajuda no combate à obesidade. Esses efeitos ocorreriam por meio da modificação do ciclo de vida do adipócito (célula gordurosa), com a supressão do crescimento do tecido adiposo pela modulação do metabolismo desse tipo de célula de gordura. Entre os mecanismos envolvidos nesse processo, temos a indução da lipólise (quebra da célula gordurosa), a diminuição do acúmulo de lipídios e a indução da apoptose (morte) dos adipócitos", explica Marisa.

Ação desintoxicante

Se pensarmos na função antioxidante, "o brócolis possui a propriedade de reduzir os radicais livres, induzindo enzimas que atuam na desintoxicação de agentes carcinogênicos", diz Marisa. Além disso, Cyntia acrescenta outro fator que conta a favor dessa ação: "esse vegetal possui em sua composição um antioxidante conhecido por sulforafano, que estimula a produção de enzimas que são desintoxicantes naturais", afirma.

Aliado no combate ao câncer

Por ter propriedades antioxidantes e substâncias inibidoras de nitrosaminas (cancerígenas), Marisa afirma que o brócolis pode ajudar a evitar o desenvolvimento do câncer. "Destacam-se como potenciais efeitos dos compostos fenólicos, em termos de promoção de saúde humana, as propriedades anti-inflamatória, antimicrobiana, antialérgica e antitumoral. No entanto, sua atividade antioxidante é tida como a mais importante", completa.

Cyntia destaca ainda que "existem estudos que apontam que a substância conhecida como glicosinolato, presente no Brócolis, tem ação anticarcinogênica, atuando de forma modesta, porém positiva, contra o câncer de pulmão, próstata, bexiga e cólon, por exemplo".

Além disso, o sulforafano é alvo de diversos estudos por ter grande eficácia na prevenção e no tratamento de tumores, como por exemplo a pesquisa conduzida pelo Instituto Linus Pauling na Oregon State University (EUA) e publicada na revista Molecular Nutrition & Food Research. Os resultados apontam que o sulforafano consegue destruir apenas as células cancerígenas, deixando intactas as demais células saudáveis do órgão afetado pelo tumor. Os pesquisadores usaram como base homens que apresentavam câncer de próstata e constataram que, após o consumo do vegetal, esses participantes tinham uma inibição da enzima HDAC - efeito que é conseguido com medicamentos para tratar o câncer. Porém, vale lembrar que a alimentação não substitui o acompanhamento médico e o tratamento indicado por um especialista.

Combate ao colesterol e doenças cardíacas

De acordo com Cyntia, por ser rico em fibras, que, por sua vez, reduzem a absorção do colesterol e aumentam a sua excreção, o brócolis pode ser sim um aliado contra esse problema. Marisa explica que "o brócolis, assim como os demais vegetais da família das brássicas, pode atuar na modulação de várias vias celulares que são cruciais nas doenças cardíacas, pois elas impedem a oxidação da lipoproteína de baixa densidade (LDL, conhecido como colesterol "ruim") e induzem as enzimas envolvidas na desintoxicação de agentes carcinogênicos, como a glutationa-S-transferase".

Brócolis e desconforto intestinal

Se, por um lado, suas fibras ajudam a regular o trato intestinal, por outro, esse alimento pode trazer muito incômodos para pessoas com facilidade para ter flatulência. "O brócolis é um alimento que pode aumentar a produção de gases e a sensação de inchaço abdominal, então, nesses casos ele precisa ser consumido com mais moderação. Porém, se o problema for constipação, ele pode auxiliar na regulação intestinal, por causa da quantidade de fibras presentes no alimento", detalha Cyntia.

Contudo, uma pesquisa da Universidade de Liverpool (Reino Unido) descobriu que as fibras solúveis dos brócolis podem se fixar nas paredes intestinais, ajudando a evitar o progresso da Doença de Crohn - caracterizada por inflamações locais que causam diarreia, vômito e perda de peso.

Brócolis ajuda a tratar anemia?

O brócolis, como afirma a nutricionista Juliana Dantas, assistente de projetos do Hospital do Coração, possui grandes quantidades de ferro em sua composição. Porém com baixa biodisponibilidade, isto é, nem tudo é absorvido. "Desta forma, uma alimentação com mais alimentos fonte de ferro, além do brócolis, pode ser aliada no tratamento da anemia", conclui.

Fortalece o sistema imunológico

Por fornecer nutrientes importantes para o sistema imunológico, como, por exemplo, a vitamina C, que estimula a atividade dos leucócitos; a vitamina A, que além de aumentar a diferenciação entre as células de defesa, melhora a integridade da epiderme e das mucosas; o ácido fólico, que auxilia na manutenção de uma produção adequada de linfócitos e imunoglobulinas; e o ômega 3, que tem ação anti-inflamatória, o brócolis pode fortalecer o sistema imune, de acordo com Cyntia.

Reduz o risco de complicações do diabetes

Especialistas da Universidade de Warwick, no Reino Unido, apontam mais um benefício do sulforafano: produção de enzimas que protegem os vasos e de moléculas capazes de reduzir danos causados às células pelo excesso de açúcar. Segundo o estudo, o composto reduziu em até 73% o nível de moléculas chamadas Espécies Reativas do Oxigênio, que são produzidas em excesso quando o organismo concentra altos níveis de açúcar. A descoberta interessa, especialmente, os pacientes com diabetes, vítimas de danos aos vasos sanguíneos.

Os autores do estudo, divulgado na publicação científica da American Diabetes Association, afirmam que pessoas com a doença têm um risco até cinco vezes maior de apresentar ataques cardíacos e infartos, que podem ser provocados pela má circulação do sangue.

Protege o pulmão

O sulforafano, mais uma vez, foi objeto de estudo e demonstrou ser eficaz para eliminar bactérias que afetam os pulmões. Normalmente, nosso organismo é capaz de limpar pequenas partículas de pó, resíduos e bactérias estranhas que entram através do ar - entretanto, pessoas que fumam ou possuem doença pulmonar obstrutiva crônica (DPOC) não conseguem exercer essa tarefa muito bem, porque a capacidade pulmonar está prejudicada.

Um estudo publicado na revista americana Science Translational fez uma análise das células do sistema imunológico de mais de 300 pacientes com DPOC. Os pesquisadores da Universidade Johns Hopkins (EUA) constataram que o brócolis é capaz de melhorar a condição dessas pessoas ao ajudar os pulmões na eliminação de substâncias nocivas.

Protege a saúde do cérebro

O ácido fólico do brócolis pode ser um ótimo protetor do cérebro. Especialistas do US National Institute on Aging analisaram 579 pessoas com mais de 60 anos de idade. Eles observaram que os adultos habituados a consumir, pelo menos, 400 microgramas de ácido fólico por dia tinham um risco 55% menor de desenvolver Alzheimer, doença característica da velhice e que prejudica a memória.

Cientistas da Dundee University (Reino Unido) também estão investigando as propriedades do sulforafano do brócolis contra doenças degenerativas. Eles acreditam que essa substância pode ajudar o cérebro a se manter ativo e em ótimo funcionamento com o avanço da idade, podendo retardar e até mesmo parar a progressão do Alzheimer.

Prevenção e combate à artrite

Artrite é uma inflamação em uma ou mais articulações, causada pela quebra da cartilagem que as protegem. Especialistas da Universidade de East Angliaum, na Inglaterra, incentivam o consumo de brócolis para ajudar a prevenir e tratar esse problema, uma vez que o sulforafano pode diminuir essa destruição da cartilagem. Eles ainda pretendem realizar mais pesquisas para confirmar se essa substância pode penetrar nas articulações e reverter o desenvolvimento da doença.

Embora o sulforafano também seja encontrado em outros vegetais, como couve-flor e repolho, está em maior concentração nos brócolis. "A quantidade encontrada nesse vegetal varia de 214mcg/g a 499mcg/g", afirma a nutricionista clínica e esportiva Myrla Merlo.

Como preparar o brócolis para ter mais benefícios

Os efeitos terapêuticos do consumo de vegetais brássicos, como o brócolis, devem-se, em parte, à atividade dos subprodutos da sua composição, chamados glicosinolatos. "Esses compostos podem ser encontrados nas células vegetais, mas se encontram na forma inativa. Os subprodutos na forma ativa são produzidos quando a célula vegetal é 'danificada' pela mastigação ou corte", explica Marisa.

"O método de cocção empregado também influi na quantidade dos glicosinolatos presentes nos vegetais brássicos. Pode haver redução de 30 a 50% nas quantidades iniciais, conforme o método e o tempo empregados. A principal recomendação é de que, sempre que possível, esses alimentos sejam consumidos crus. No caso do brócolis, ele deve preferencialmente ser cozido no vapor, sendo deixado em um ponto de cocção mais 'ao dente' e que, se possível, sejam misturadas certas quantidades do vegetal cru e cozido", ela completa.

Inclusive, um grupo de pesquisadores chineses investigou mais a fundo qual seria a melhor forma de preparar o brócolis. De início, descartaram o jeito mais comum: cozinhar na água ou vapor. O estudo aponta que o calor aplicado nesses métodos reduz a presença de glucosinolato e mirosinase.

O ideal, de fato, seria comer as flores cruas mesmo. Porém, dar uma mordida na cabeça do brócolis cru não abre o apetite de muita gente. Sendo assim, os chineses começaram a testar alternativas. A pesquisa conclui que um fator bem importante é cortar o brócolis e esperar um tempo antes de prepará-lo. A análise observou substâncias presentes no vegetal em três situações: cru; salteado durante quatro minutos logo depois de cortado; e salteado pelo mesmo tempo, mas após descansar 90 minutos. O resultado foi surpreendente: o vegetal que foi preparado imediatamente teve 2,8 vezes menos sulforafano (um antioxidante que reduz a produção de glicose pelo fígado) do que o deixado em repouso por mais tempo.

Referências:

Cintya Bassi, do Grupo São Cristóvão Saúde.
Marisa Resende Coutinho, nutricionista da Rede de Hospitais São Camilo de SP.
Juliana Dantas, Nutricionista Assistente de Projetos do Hospital do Coração.

CAPÍTULO X
Canela: benefícios e como usar para emagrecer
Esta especiaria também controla o colesterol e o triglicérides

A canela possui uma série de benefícios. Ela ajuda a prevenir e combater o diabetes, controlando os níveis de açúcar no sangue e aumentando a sensibilidade à insulina. Esta especiaria originária da Ásia, mais precisamente do Sri Lanka, também contribui para o emagrecimento por ter uma ação termogênica. Estudos apontam que a canela ajuda a diminuir o colesterol total e o ruim, LDL, e também os níveis de triglicérides.

Além disso, o alimento possui forte ação antioxidante e anti-inflamatória colaborando para a prevenção de doenças degenerativas como o Alzheimer e tumores e ajudando a combater resfriados.

Principais nutrientes da canela

A canela possui boas quantidades de Cromo, nutriente responsável pelo efeito de melhora na sensibilidade à insulina e no controle glicêmico, fazendo com que o nutriente beneficie pessoas com diabetes.

A especiaria também conta com o polifenol MHCP que pode melhorar a ação da insulina nas células, contribuindo para regularizar os níveis de glicose no sangue. Isto faz com que o nutriente seja interessante para o controle do diabetes tipo 2.

Além disso, a canela é rica em compostos fenólicos que possuem uma atividade antioxidante, ou seja, neutralizam os radicais livres e podem assim prevenir o envelhecimento precoce, doenças degenerativas como o Alzheimer e tumores.

A canela também tem uma ação anti-inflamatória devido ao cariofileno, nutriente que integra sua composição. Isto faz com que o consumo da especiaria seja indicado para quem sofre com problemas inflamatórios, entre eles a obesidade.

Benefícios da canela

Previne e controla o diabetes: Um estudo publicado no Journal of Agricultural and Food Chemistry dos Estados Unidos observou que a canela contribuiu para o aumento do metabolismo do açúcar nas células de gordura, o que ajuda na prevenção do diabetes tipo 2 e também de doenças cardiovasculares.

A canela possui Cromo: Este nutriente pode aumentar a sensibilidade à insulina, quando isso acontece há um risco maior de a pessoa desenvolver uma resistência à insulina e consequentemente o diabetes.

O Cromo também é interessante porque melhora o controle glicêmico, evitando picos de glicemia. Assim, o pâncreas precisa produzir menos insulina, o que evita que os órgãos se tornem resistentes ao hormônio sem que seja preciso mais dessa substância para absorver a mesma quantidade de açúcar, quadro que pode evoluir para diabetes tipo 2.

A especiaria ainda conta com o polifenol MHCP que melhora a ação da insulina nas células, contribuindo para a redução dos níveis de glicose no sangue. Assim, a canela é uma grande aliada no controle do diabetes tipo 2.

Os resultados positivos da canela também foram observados em mulheres com resistência à insulina associada à Síndrome do Ovário Policístico.

Controla o colesterol

Um estudo publicado pela American Diabetes Association, dos Estados Unidos, com 60 pessoas observou que o consumo de canela por 40 dias contribuiu para a diminuição do colesterol total, a redução variou entre 12 e 26%, enquanto do colesterol ruim, LDL, a redução variou de 7 a 27%.

Acredita-se que este benefício ocorra devido às ações antioxidante e anti-inflamatória da canela. Porém, especialistas afirmam que ainda são necessários mais estudos para poder afirmar que a canela de fato contribui para a redução do colesterol.

Controla o triglicérides

O mesmo estudo publicado pela American Diabetes Association, dos Estados Unidos também observou a redução dos níveis de triglicérides, diminuição que variou de 23 a 30%, após 40 dias consumindo a canela. Os altos níveis de triglicérides aumentam os riscos de desenvolver diabetes e doenças coronarianas.

Assim como no caso do colesterol, os especialistas também afirmam que ainda são necessários mais estudos para poder afirmar que a canela de fato contribui para a redução dos níveis de triglicérides.

Combate o resfriado

É interessante consumir a canela quando estiver resfriado. Isto porque ela possui um efeito imunomodulador que contribui para melhorar a resposta do organismo contra o vírus causador de gripes. Então, pode-se dizer que essa especiaria estimula o sistema imunológico.

Contribui para o emagrecimento

A canela contribui para o emagrecimento por ser um alimento termogênico. Isto significa que ela é capaz de aumentar o gasto calórico do organismo durante a digestão e o processo metabólico.

Além disso, a especiaria tem ação anti-inflamatória o que faz com que seu consumo seja interessante para pessoas com obesidade, já que esses indivíduos possuem um quadro de inflamação crônica.

Ação antioxidante

A canela possui compostos fenólicos que possuem atividade antioxidante. Ou seja, neutralizam os radicais livres. Entre os benefícios que esta ação proporciona estão prevenir o envelhecimento precoce, doenças degenerativas como o Alzheimer e tumores.

Como consumir a canela

Não há diferenças nutricionais entre a ingestão da canela em pó ou em pau. Esta especiaria pode ser consumida polvilhada sobre frutas, legumes e carnes e também pode ser incluída em chás e sucos. O alimento também fica muito bem polvilhado sobre doces, como arroz doce, curau de milho e mingau de aveia, entre outros.

Quantidade recomendada de canela

Boa parte das pesquisas realizadas com canela foram com uma quantidade que variou entre 1 e 6 gramas, o equivalente a meia ou até uma colher de chá, ao dia. Como estes valores mudam muito, é interessante consultar um médico ou nutricionista sobre a melhor porção do alimento para cada pessoa.

Combinando a canela

Canela + gengibre: Esta combinação é poderosa para quem está resfriado ou quer prevenir o problema. A canela estimula o sistema imunológico e o gengibre possui ação anti-inflamatória que ajuda a lidar com infecções no trato respiratório e tosse. A dupla também potencializa o gasto energético no organismo, pois assim como a canela o gengibre também é um alimento termogênico que ajuda a acelerar o metabolismo.

Canela + arroz doce

Um estudo publicado no The American Journal of Clinical Nutrition observou que incluir três gramas de canela no arroz doce promove a redução dos níveis de insulina logo após a refeição e o aumento do GLP-1, hormônio que estimula a secreção de insulina. Esse processo ajuda a controlar as taxas de açúcar no sangue.

Contraindicações

O consumo da canela, tanto polvilhada quanto na forma de chá, não é indicado para as gestantes em qualquer fase da gravidez. Isto porque a especiaria pode aumentar as contrações uterinas, elevando o risco de aborto. O alimento também não é interessante para lactentes e bebês.

Pessoas com hipertensão devem consultar o médico sobre o consumo da canela. Isto porque alguns profissionais da área da saúde defendem que a especiaria pode elevar a pressão arterial, agravando a doença e outros problemas.

Contudo, um estudo realizado pela Thames Valley University, da Inglaterra, mostrou exatamente o contrário. A pesquisa feita em indivíduos com diabetes tipo 2, observou que os níveis de pressão sanguínea destas pessoas reduziram após o consumo de dois gramas de canela por dia durante doze semanas. Como ainda não existem estudos suficientes para provar este benefício, o cuidado de hipertensos com o consumo do alimento continua.

Alguns estudos recentes mostraram que a canela contém um composto tóxico conhecido como cumarina, que tem propriedades anticoagulantes e pode alterar a coagulação do sangue. Por isso, pessoas com problemas circulatórios ou no fígado só devem consumir canela com autorização médica.

Riscos do consumo em excesso

Em pessoas saudáveis o consumo em excesso da canela, além dos seis gramas máximos recomendados, pode levar a intoxicação, irritação das mucosas e do intestino, alteração dos batimentos cardíacos, úlcera e alergias.

Fontes consultadas:
Nutricionista Amanda Buonavoglia.
Nutricionista Flávia Morais, coordenadora da área de nutrição da rede Mundo Verde.
Nutricionista Thais Souza, da rede Mundo Verde.
Ginecologista Augusto Bussab.

CAPÍTULO XI
Carboidratos: o que são e quais alimentos contêm

O macronutriente também protege os músculos e contribui para o bom humor

O que são carboidratos?

Os carboidratos são responsáveis por liberar glicose, fornecer energia para as células por ser a primeira fonte de energia celular e fazer a manutenção metabólica glicêmica para que o corpo continue funcionando bem. Este macronutriente é formado fundamentalmente por moléculas de carbono, hidrogênio e oxigênio.

Tipos de carboidratos

De acordo com a quantidade de átomos de carbono em suas moléculas, os carboidratos podem ser divididos em:

Monossacarídeos: Apresentam de 3 a 7 carbonos em sua estrutura: glicose, frutose e galactose.

Dissacarídeos: Resultado da ligação entre dois monossacarídeos: sacarose, maltose e lactose

Polissacarídeos: Moléculas formadas através da união de vários monossacarídeos. Alguns apresentam em sua fórmula átomos de nitrogênio e enxofre: amido e celulose.

Fazem parte dos monossacarídeos os seguintes tipos de carboidratos:

Glicose: Açúcar presente no xarope de milho, mel, batata, arroz, farinha, doces etc.

Frutose: Açúcar presente nas frutas.

Galactose: Não é encontrado livre na natureza. Combinado com a glicose, forma a lactose. Está presente no leite e nos produtos lácteos.

Fazem parte dos dissacarídeos os seguintes carboidratos:

Sacarose: Açúcar de mesa. Extraído da cana de açúcar, da beterraba, da uva e do mel

Maltose: É o açúcar do malte. Não é encontrado livre na natureza. É obtido pela indústria através da fermentação de cereais em germinação, tais como a cevada

Lactose: É o açúcar do leite. Sintetizado nas glândulas mamarias dos mamíferos.

Fazem parte dos polissacarídeos os seguintes carboidratos:

Amido: Ele é a reserva energética dos vegetais. Estão presentes nos grãos e cereais como trigo, aveia, centeio, cevada, milho, arroz, raízes e tubérculos como mandioca, batatas e inhame.

Celulose: A celulose está presente nas frutas, hortaliças, legumes, grãos, nozes e cascas de sementes.

Alimentos ricos em carboidratos

As principais fontes de carboidratos são: mel, pães, torradas, batata, arroz, cereais integrais como aveia, linhaça, farelo de trigo, milho e frutas.

Confira um exemplo de consumo de carboidratos em um dia:

2 fatias de pão integral = 50 g
1 maçã = 16,6 g
2 colheres de servir de arroz integral = 25,8 g
1 concha pequena de feijão = 6,8 g
4 unidades de biscoito integral = 19 g
200 ml de suco de laranja = 21,5 g
1 prato fundo de macarrão cozido (80g) = 58 g
1 caqui grande = 28 g.

Benefícios dos carboidratos
Fonte de energia

Ao ingerimos carboidratos, temos glicose na corrente sanguínea constantemente. Esta é a principal molécula que fornece energia para as células do corpo.

Aliado do cérebro

O cérebro é um dos órgãos que não funcionam sem glicose disponível na corrente sanguínea. Quando há uma diminuição no consumo deste nutriente há uma produção exagerada de corpos cetônicos, uma vez que o organismo utiliza proteínas como fonte de energia. Esses corpos cetônicos podem levar a uma intoxicação no indivíduo levado a sintomas indesejáveis como dores de cabeça, mau hálito, perda de massa muscular esquelética, insônia, alteração de humor, tremores e até desmaios.

Protege os músculos

Quando nosso corpo possui as quantidades corretas de carboidratos, não é necessário utilizar a energias das proteínas (aminoácidos da massa muscular esquelética). Assim, as proteínas podem ser utilizadas para reparar os músculos que sofreram microlesões devido à prática de exercícios e também à manutenção correta dessa massa muscular. Esses músculos são reparados e ficam mais fortes e, dependendo da quantidade, podem até aumentar (hipertrofia). Mas vale lembrar que até mesmo o carboidrato em excesso pode gerar acúmulo de gordura corporal.

Proporcionam saciedade

Este benefício vale somente para os carboidratos complexos. Isto porque eles possuem estrutura química maior (polissacarídeos). Por ser uma molécula maior, são digeridos e absorvidos mais lentamente, ocasionando aumento gradual da glicemia e saciedade por maior tempo. Este mesmo mecanismo faz com que os carboidratos complexos sejam o tipo indicado para diabéticos, para quem está em um programa alimentar (dieta) buscando saciedade e manutenção da glicemia, para quem vai fazer atividade física como pré treino e também para aqueles que utilizam as fibras dos carboidratos complexos para melhora do perfil lipídico (melhora do colesterol).

Aliado do humor e bem-estar

A diminuição do consumo de carboidratos pode afetar a produção de serotonina, um neurotransmissor capaz de influenciar o humor e o bem-estar dos indivíduos.

Deficiência de carboidratos

A falta de carboidratos pode levar a uma depleção do sistema imunológico, uma vez que nossos músculos são os responsáveis em fornecer glutamina para formação de células imunes.

Na falta de carboidratos, os músculos são afetados, já que como foi dito acima, as proteínas passam a ser utilizadas como fonte de energia.

O indivíduo que restringe o consumo de carboidratos pode ter falta de energia e fadiga principalmente se praticar atividade física. Os músculos são responsáveis por armazenar glicogênio (glicose) para fornecimento de energia para a atividade física.

Esse estoque de glicogênio dura em média 1 hora, após isso devemos consumir o carboidrato a fim de recuperar os estoques de glicogênio muscular. O fígado é outro órgão que armazena o glicogênio, provendo dessa forma energia como um outro reservatório para o corpo.

Caso o indivíduo não tenha glicose disponível para a utilização nas células, como nos casos de jejum ou dietas restritivas, os lipídios serão oxidados, formando uma quantidade excessiva de cetonas que poderão causar uma acidose metabólica no organismo, podendo levar a sintomas como dores de cabeça, tontura, mau hálito.

Os principais sintomas da falta de carboidratos na dieta são: cansaço, tontura, náuseas, nervosismo, fraqueza e tremores.

Estudos publicados no American Journal of Nutrition (2001) e na Revista Brasileira de Nutrição Clínica apontam que o desequilíbrio na proporção dos macronutrientes pode ser prejudicial à saúde, uma vez que a troca de carboidratos por proteínas leva o indivíduo a um quadro de cetose, acarretada pela restrição da glicose.

As repercussões adversas da cetose incluem desidratação, constipação, litíase renal e deficiência de micronutrientes, pela diminuição do consumo de frutas, vegetais e grãos, junto com o aumento da ureia e do ácido úrico pelo excesso de proteínas na dieta. Por isso dietas restritivas de carboidrato não são recomendadas.

Dez carboidratos que ajudam a emagrecer

Amaranto
Painço
Batata-doce
Farinha de banana verde
Linhaça
Centeio
Müsli
Cevada em grãos
Aveia
Quinoa

Carboidratos simples e complexos

Os carboidratos simples possuem estrutura química molecular de tamanho reduzido (monossacarídeos e dissacarídeos). A digestão e absorção dos carboidratos simples acontece rapidamente levando a um aumento dos níveis de glicose no sangue (glicemia). Exemplos de alimentos que são fontes de carboidratos simples: frutas, mel, xarope de milho, açúcar.

Os carboidratos complexos possuem estrutura química maior (polissacarídeos). Por ser uma molécula maior são digeridos e absorvidos mais lentamente, ocasionando aumento gradual da glicemia no sangue. Exemplos de alimentos fontes de carboidratos deste grupo: arroz integral, batata doce, massa integral.

Combinações dos carboidratos

É interessante combinar os carboidratos com o consumo de proteínas magras ou gorduras boas. Assim, o tempo de digestão deste macronutriente é maior, o que irá proporcionar saciedade por mais tempo, evitando beliscos.

Quantidade recomendada de carboidratos

A Organização Mundial da Saúde preconiza que a distribuição dos macronutrientes para indivíduos saudáveis seja de: 55 a 75% de carboidratos, 10 a 15% de proteínas e15 a 30% de gorduras.

Se um indivíduo possui um gasto energético de 2000 calorias ao dia, poderia consumir de 1100 kcal a 1500 kcal provenientes de carboidratos. Em gramas teríamos uma porção de 275g a 375g de carboidratos.

Porém, é importante dar preferência aos carboidratos integrais e ao presente nas frutas que possuem mais fibras em sua composição. Assim, são digeridos mais lentamente no estômago, evitando o que chamamos de pico glicêmico, ou seja, quando uma quantidade muito grande de glicose é liberada na corrente sanguínea, o que pode aumentar o risco de sobrepeso, obesidade e doenças como a resistência à insulina.

Carboidratos engordam?

Os nutrientes devem ser consumidos de acordo com

uma distribuição estabelecida por pesquisas e instituições científicas, como foi mencionado acima. Um desequilíbrio no consumo de qualquer um dos macronutrientes pode aumentar os riscos de acúmulo de peso.

Os carboidratos são vistos como vilões uma vez que ao serem consumidos em excesso a insulina transforma o excesso de glicose em triacilglicerol, um tipo de gordura que fica armazenada no tecido adiposo. Vale lembrar que proteína e gordura em excesso também podem ser acumulados em forma de gordura, aumentando o tecido adiposo.

Outra recomendação é não exagerar em frutas por causa da frutose que atua no aumento da resistência insulínica e também porque é prejudicial principalmente quando consumida de forma isolada. Associe sempre a uma fibra, como cereal integral sem açúcar ou ao iogurte desnatado sem açúcar também.

Carboidratos e diabéticos

É importante que as pessoas com diabetes priorizem os carboidratos complexos, estes possuem baixo índice glicêmico, que é a velocidade com que a glicose entra no organismo. Outro ponto é que estes carboidratos tenham baixa carga glicêmica, que é quantidade de glicose que irá entrar no organismo.

Riscos do consumo em excesso de carboidratos

- Ganho de peso;
- Aumento dos níveis de triglicerídeos sanguíneos;
- Risco de desenvolver diabetes tipo 2.

O último exemplo se dá porque o consumo exagerado de carboidratos, principalmente os não integrais pode levar ao aumento significativo da liberação de insulina no sangue. Com este aumento de insulina crônico pode ocorrer uma resistência dos receptores insulínicos nas células, fazendo com que a glicose permaneça no sangue e não seja absorvida para as células.

Fonte consultada:
Nutricionista Karina Valentim da PB Consultoria em Nutrição.

CAPÍTULO XII
Castanha-do-pará é benéfica para o coração e o cérebro
O alimento também é bom para a tireoide, melhora a imunidade e previne o câncer

A castanha-do-pará (ou castanha do Brasil) é uma semente do mesmo grupo das nozes, amêndoas e outras oleaginosas. Ela é rica em gorduras boas, minerais e fitoquímicos e tem elevado valor nutritivo.

Este alimento contém substâncias antioxidantes abundantes, especialmente selênio. Uma única castanha fornece quase 100 mcg de selênio, que corresponde a 150% da dose diária recomendada.

As castanhas possuem compostos fenólicos e flavonoides e são ricas em vitamina E, fitosteróis e esqualeno. Seus efeitos benéficos são devido à sua ação antioxidante e antiproliferativa, o que reduz o risco de aterosclerose e câncer.

A castanha-do-pará ainda é importante para a saúde do sistema cardiovascular, ajuda a baixar o colesterol, é boa para a imunidade e ativa o metabolismo da tireoide.

Principais nutrientes da castanha-do-pará

Castanha-do-pará - 10 g (2 castanhas)

Calorias	*66 kcal*
Gorduras totais	*6,71 g*
Gorduras saturadas	*1,6 g*
Gorduras monoinsaturadas	*2,38 g*
Gorduras poli-insaturadas	*2,4 g*
Proteínas	*1,43 g*
Carboidratos	*1,17 g*
Cálcio	*16 mg*

Ferro	*0,24 mg*
Fósforo	*72 mg*
Magnésio	*38 mg*
Potássio	*66 mg*
Zinco	*0,41 mg*
Vitamina E	*0,57 mg*
Selênio	*192 mcg*

Fonte: Tabela do Departamento de Agricultura dos Estados Unidos.

A castanha-do-pará é fonte de potássio

Os benefícios deste nutriente vão desde o controle da pressão arterial até a diminuição do risco de doenças cardiovasculares, e também diminui a excreção de cálcio pela urina. O alimento também conta com fósforo, que é bom para a saúde dos ossos.

Essa castanha ainda contém alto teor de glutationa peroxidase, um poderoso antioxidante, que beneficia a saúde de várias formas: reforça o sistema imunológico, protege contra doenças cardiovasculares, tem ação anticancerígena, ativa o metabolismo da tireoide. O ômega 9 também está presente em boas quantidades na castanha-do-pará.

Os antioxidantes ajudam a controlar a produção de radicais livres e também colaboram para a imunidade, o que se reflete em um risco menor de contrair câncer.

Benefícios da castanha-do-pará

Boa para o coração

Por seu alto teor de ômega-9 e por fornecer antioxidantes diversos como vitamina E, selênio, glutationa e esqualeno, a castanha age na saúde cardiovascular. Por ter ação antioxidante e ainda ser rica em gorduras insaturadas, a castanha-do-pará favorece a saúde do coração, reduzindo o colesterol ruim, LDL, e aumentando os níveis do colesterol bom, HDL.

Protege o cérebro

Vitamina E, selênio e ômega-9 ajudam na memória e raciocínio, e estes antioxidantes, presentes na castanha-do-pará, protegem os neurônios das ações negativas dos radicais livres, podendo contribuir na prevenção de doenças cerebrais degenerativas como Alzheimer e Parkinson.

Bom para a tireoide

A tireoide depende de alguns minerais para o seu perfeito funcionamento, principalmente selênio, zinco e iodo. Eles fazem parte de reações bioquímicas que permitem a produção dos hormônios tireoidianos. Muitas vezes o hipotireoidismo inicial pode ser corrigido com um nível ideal destes minerais. A castanha-do-pará se torna uma aliada da tireoide por conter boas quantidades de selênio.

A castanha-do-pará possui ação antioxidante
Melhora a imunidade
Selênio, vitamina E e glutationa são potentes antioxidantes que ajudam a controlar a produção de radicais livres e colaboram para a imunidade, o que se reflete em um risco menor de contrair câncer.

Quantidade recomendada de castanha-do-pará
Por ser um alimento muito denso em nutrientes e para obter os benefícios sem correr o risco de ingerir um excesso de selênio, uma a duas castanhas por dia são suficientes. Cada castanha pesa aproximadamente 5 gramas. Fique pelo menos dois dias da semana sem consumir este alimento para evitar um excesso de Selênio.

Riscos do consumo excessivo
Consumir além de quatro a seis castanhas-do-pará pode ser prejudicial para a saúde. Isto porque esta quantidade do alimento possui entre 200 e 300 mcg de selênio, um pouco abaixo recomendação diária máxima de selênio (400 mcg). O consumo ocasional de uma quantidade maior não vai causar nenhum problema. O que complica é o consumo crônico de altas quantidades da castanha. Pode ocorrer uma

overdose de selênio que leva a uma condição tóxica conhecida como selenose. Os sintomas deste problema são náuseas, vômitos, dor abdominal, fadiga, irritabilidade, descamação das unhas, perda de cabelo, mau hálito, distúrbios gastrointestinais e danos ao sistema nervoso.

Como consumir a castanha-do-pará

A melhor maneira de consumir a castanha-do-pará é *in natura* e sem sal, para evitar um excesso de sódio. A castanha deve estar fresca e sem ranço e é interessante adquirir as versões que já vem embaladas. Isto porque as versões à granel tem maior risco de contaminação, pois são manipuladas por várias pessoas e nem sempre há o controle de validade e exposição do ambiente.

A castanha-do-pará é boa para a tireoide

Além disso, a umidade no local onde a oleaginosa é armazenada pode aumentar o risco da proliferação de fungos no alimento, como o Aspergillus flavus e o Aspergillus parasiticus, que produzem substâncias tóxicas.

Se não tiver outra alternativa para comprar à granel, prefira comprar em locais em que a rotatividade do produto é alta e se informe sobre o dia da semana em que o produto novo é entregue e faças as compras neste dia.

Interações

A castanha-do-pará contém algum ácido fítico, substância que poderia interferir na absorção de outros minerais. O ácido fítico também está presente em inúmeros alimentos como nozes diversas, amendoim, sementes, feijão e grãos, cereais, tubérculos e folhas verdes. Esta é a forma com que os vegetais armazenam o fósforo, um mineral essencial para a produção de energia. Apesar de sua aparente desvantagem, o ácido fítico é semelhante em alguns aspectos a uma vitamina, e metabólitos do ácido fítico têm funções necessárias nas células.

Os estudos sugerem que o ácido fítico confere propriedades protetoras contra doenças cardiovasculares, câncer e diabetes. Portanto, a quantidade recomendada de castanha-do-pará (duas unidades) não causará nenhum problema de absorção mineral e não há problemas em ingerir a castanha com outros alimentos.

Contraindicações

A castanha-do-pará só não é indicada para pessoas que têm alergia a este alimento.

Onde encontrar

A castanha-do-pará pode ser encontrada em supermercados, mercados, hortifrútis e lojas de

produtos naturais.

Fontes consultadas:

Revisado pela Nutróloga e médica ortomolecular Tamara Mazaracki.

CAPÍTULO XIII
Chia: semente emagrece, desintoxica e proporciona benefícios

Ela manda a fome embora e é capaz de controlar a glicemia e baixar o colesterol

A chia (Salvia hispanica L.) é uma planta herbácea da família das lamiáceas, da qual também fazem parte o linho e a sálvia, tanto que é conhecida como "salvia hispânica". Originária do México, suas sementes já eram utilizadas como alimento pelos povos das civilizações da América Central há muitos séculos.

A importância do consumo desta semente tem sido reforçada por especialistas em nutrição humana, uma vez que nela são encontrados ácidos graxos poli-insaturados essenciais, fibras, proteínas e outros nutrientes. Mas a fama notória da chia foi conquistada graças aos seus efeitos sobre a dieta.

Isso porque a semente é capaz de favorecer o emagrecimento. Consumi-la significa colher uma lista de benefícios, que incluem desde regular as taxas de colesterol sanguíneo até fortalecer o sistema imunológico.

Para que serve a chia e seus nutrientes

Semente de chia - Por 25 g (uma porção)

Calorias	*122 kcal*
Carboidratos	*10,53 g*
Proteínas	*4,14 g*
Gorduras	*7,69 g*
Gorduras saturadas	*0,833 g*
Gorduras monoinsaturadas	*0,577 g*
Gorduras poli-insaturadas	*5,917 g*
Fibras	*8,6 g*

Cálcio	*158 mg*
Fósforo	*215 mg*
Magnésio	*84 mg*
Potássio	*112 mg*
Ferro	*1,93 mg*
Zinco	*1,15 mg*
Vitamina A	*14 UI*
Vitamina B1 (Tiamina)	*0,155 mg*
Vitamina B2 (Riboflavina)	*0,043 mg*
Vitamina B3 (Niacina)	*2,208 mg*

Tabela do Departamento de Agricultura dos Estados Unidos.

A chia pode ser facilmente consumida junto a saladas ou na mistura de sucos e vitaminas, além de outras receitas, na quantidade de duas colheres de sopa, que equivale a 25 gramas. Ela contém alto teor de ácidos graxos poli-insaturados essenciais, tipos de gorduras consideradas benéficas ao organismo, sendo rica em ácido graxo alfa-linolênico, também conhecido como ômega 3.

Ela também contém carboidratos considerados de baixo índice glicêmico, pois aproximadamente 34,4% da porção de 100 g da semente é composta por fibras alimentares. Por fim, a semente ainda contém compostos fenólicos sendo considerada uma fonte natural de antioxidantes. Entre eles estão o ácido cafeico e ácido clorogênico.

Sua semente é considerada como uma boa fonte proteica por possuir um alto teor de proteínas, sendo em sua maior parte aminoácidos essenciais, ou seja, aqueles que não são produzidos pelo nosso organismo (isoleucina, leucina, lisina, metionina, fenilalanina, treonina, triptofano, valina e histidina). Para se ter uma ideia, precisamos consumir cerca de 50 gramas de proteínas todos os dias de acordo com a Agência Nacional de Vigilância Sanitária (Anvisa), considerando uma dieta de 2 mil calorias diárias. Isso significa que 25 gramas de chia contém 8% da proteína que precisamos em um único dia.

A chia é rica em quantidade de fibras: duas colheres de chia contêm 8,6 g delas. Como temos que consumir 25 gramas dessas substâncias ao dia, isso quer dizer que uma porção tem 34% das fibras de que precisamos diariamente. Veja qual porcentagem do Valor Diário* de alguns nutrientes ela também carrega:

32% de magnésio
16% de zinco
15% de cálcio
13% do ferro
13% de vitamina B3 (niacina)
12% de vitamina B1 (tiamina)
3% de vitamina B2 (riboflavina).

* Valores Diários de referência para adultos com

base em uma dieta de 2.000 kcal ou 8.400 kJ. Seus valores diários podem ser maiores ou menores dependendo de suas necessidades energéticas.

Benefícios da chia
- Ajuda a emagrecer;
- Previne e controla o diabetes;
- Previne doenças cardiovasculares;
- Regula o colesterol;
- É fonte de cálcio;
- Tem efeito desintoxicante;
- Protege o cérebro;
- Deixa a pele e os cabelos mais bonitos;
- Tem efeito anticelulite;
- Fortalece a imunidade;
- É uma boa fonte de ferro.

A chia ajuda a emagrecer
Um dos motivos que fazem da chia uma grande aliada na perda de peso está na sensação de saciedade que a semente proporciona. Suas fibras têm a capacidade de absorver muita água, transformando-se em uma espécie de gel. É só fazer o teste, deixando uma porção de molho num copo para perceber a semente inchando em pouco tempo.

Quando é ingerida, a reação é semelhante. Em contato com os sucos gástricos, suas fibras se transformam nesse gel, que aumentam a dilatação do estômago. É esse mecanismo um dos fatores que favorecem a saciedade e, consequentemente, acarreta um menor consumo de alimentos.

Além disso, o consumo regular de chia pode ser benéfico para evitar a formação de gordura localizada, outra grande inimiga de quem está acima do peso. Um estudo publicado no European Journal of Clinical Nutrition validou uma pesquisa em que onze indivíduos saudáveis consumiram a semente por 12 semanas e obtiveram redução na glicemia após a refeição.

Ou seja, não houve picos de insulina no sangue, sendo assim, a glicose foi liberada lentamente no organismo. Tal processo evita que a gordura seja acumulada e, por consequência, afasta o excesso de peso. Os participantes do estudo também relataram diminuição do apetite até 120 minutos após o consumo da refeição, diferentemente dos indivíduos que não consumiram a chia, mostrando assim seu efeito no aumento da saciedade.

Previne e controla o diabetes

Por conter fibras e aumentar o tempo de liberação da glicose, a chia pode ser relacionada com a prevenção do diabetes tipo 2. Funciona da seguinte forma: a digestão dos carboidratos começa na boca e termina no intestino, onde partes maiores de carboidrato são transformadas em tipos diferentes de açúcar (glicose, frutose, galactose) para serem absorvidos.

Quando consumida com fontes de carboidratos (frutas, massas, pães), as fibras da chia têm como efeito a diminuição da velocidade com que o carboidrato sai do estômago e chega ao intestino, para terminar de ser digerido e absorvido, justamente por se transformarem em um gel.

Dessa forma, a glicose é liberada lentamente na corrente sanguínea, fazendo com que o hormônio insulina, necessário para transportá-la até as células, também seja liberado em pequenas doses. A vantagem de tudo isso é que com menos doses desse hormônio circulando no organismo, evita-se assim uma condição chamada resistência à insulina. O quadro ocorre quando é preciso uma quantidade maior do composto para que a mesma quantidade de glicose seja armazenada, e em longo prazo favorece o aparecimento do diabetes.

Previne doenças cardiovasculares

O consumo regular de chia é capaz de evitar doenças como infarto, derrame e hipertensão graças as suas grandes quantidades de ômega 3. Esse ácido graxo reduz a formação de coágulos sanguíneos e arritmias, além de diminuir o colesterol circulante no sangue. Além disso, o ômega-3 ajuda na regulação da pressão dos vasos sanguíneos, uma vez que aumenta a fluidez sanguínea, evitando assim, o aumento da pressão arterial.

Regula o colesterol

De toda gordura que compõe a chia, aproximadamente 77% são formados por ácidos graxos ômega 3 e ômega 6. Essas gorduras têm como uma de suas principais propriedades reduzir o colesterol ruim (LDL) e aumentar o colesterol bom (HDL), além de baixar os triglicérides na corrente sanguínea. Além disso, as fibras da semente também têm efeito benéfico na diminuição da concentração dos lipídios no sangue, que é o caso do colesterol.

É fonte de cálcio

Por ter bastante cálcio, a chia é uma alternativa para indivíduos que têm intolerância à lactose, necessitando de fontes alternativas desse mineral. Porém, alimentos como tofu e gergelim contêm maiores quantidades de cálcio, e vale consumi-los também.

Tem feito desintoxicante

Os antioxidantes, como o ácido cafeico, de sua composição, são responsáveis por auxiliar na desintoxicação do fígado, além de impedir a formação de radicais livres que agem destruindo as membranas celulares e desencadeando o processo de envelhecimento.

Protege o cérebro

Ela também pode favorecer as ligações cognitivas no cérebro. Muitos estudos relacionam os ácidos linoleico e alfa-linolênico presentes na semente com a formação das membranas celulares, as funções cerebrais e a transmissão de impulsos nervosos.

Deixa a pele e cabelos mais bonitos

Em sua composição nutricional, a chia também apresenta vitamina A, nutriente que age como antioxidante contra os radicais livres e também auxilia na redução da acne e prevenção do ressecamento da pele. A semente também leva vitamina B2, importante na saúde da pele, unhas e cabelos.

Tem feito anticelulite

Já se sabe que a chia contém quantidades significativas de ômega 3 e muitos estudos têm relacionado o consumo desse ácido graxo com a diminuição da inflamação, o que seria interessante para diminuir e evitar celulite, um processo inflamatório do organismo.

Fortalece a imunidade

Por conter minerais como o selênio e zinco, que auxiliam o sistema imunológico, a chia é importante para reforçar as defesas, afastando de perto doenças como gripes, resfriados e processos infecciosos. Além disso, por ter nutrientes como fósforo, manganês, cálcio, potássio e sódio, a semente é indispensável para a manutenção da integridade e saúde das células.

É boa fonte de ferro

O mineral, presente em grande quantidade na chia, é muito bem absorvido nesse alimento. Ele é o principal nutriente na formação dos glóbulos vermelhos, que transportam o oxigênio pelo nosso corpo. A redução desses glóbulos e da oxigenação levam à anemia, fadiga e cansaço, aumenta os riscos de infecções e também se relaciona a uma queda na imunidade.

Quantidade recomendada de chia

Os especialistas dizem que não há uma quantidade diária estabelecida para o consumo da chia. No entanto, estudos conduzidos em humanos que obtiveram resultados positivos utilizaram 25 g da semente, aproximadamente duas colheres de sopa, uma vez ao dia. Cabe salientar que alguns usaram mais. Mas como ela é calórica, o mais recomendado é manter os 25 g diários.

Como consumir a chia

Ela pode ser consumida crua, triturada ou em forma de gel ou na forma de óleo. A semente mantém suas propriedades em todas estas formas de consumo. Veja como usá-la:

Em forma de gel

Deixe uma colher de sopa da semente de molho em 60 ml de água durante aproximadamente 30 minutos. O ideal é consumir o gel assim que ele estiver formado, não sendo recomendado guardar a mistura para comer depois. Depois que a goma é formada, você pode consumi-la na forma pura sem acompanhamentos (ainda que seja pouco comum) ou usá-la no preparo de mingau, sopas, batida em sucos ou em receitas de bolo e até adicionando à molhos de massas, por exemplo.

Substitua os ovos das receitas

O gel formado pela chia pode ser um ótimo substituto do ovo em receitas. Misturando uma colher de sopa da farinha de chia com 60 ml de água, você obtém uma quantidade de gel suficiente para substituir um ovo em qualquer preparação.

Semente seca

Em vez de produzir o gel, você pode fazer diferente e adicionar a semente a líquidos como sucos, iogurtes e vitaminas. Uma sugestão é comer a porção no lanche entre as refeições, pois um pote de iogurte desnatado (160 ml) com uma colher de sopa de chia contém apenas 70 calorias.

Óleo da chia

Ele pode ser usado para temperar saladas ou para regar a refeição quando já estiver no prato. O aquecimento do óleo de chia não é recomendado, pois o ômega 3 é facilmente oxidado com o calor, perdendo assim suas propriedades.

Na forma de farinha

A farinha pode ser misturada a frutas, sopas, mingaus e sucos de forma mais prática. Esta versão também pode substituir a farinha de trigo no preparo de receitas de pães e bolos. Outra boa opção é comprar o grão, liquidificar, acondicionar a farinha em um pote e armazenar em geladeira para depois consumir junto da salada.

Chia sozinha ou com outros grãos

Normalmente as pessoas misturam grãos fontes de nutrientes diferentes, para atingir um benefício específico, nem sempre promovido por todos os grãos do mix. Com benefícios à saúde próximos ao da chia, temos a linhaça, o gergelim e o girassol. Mas não é recomendado consumir uma porção de cada uma deles por dia, devido à alta quantidade de calorias que essas sementes possuem. Sendo assim, uma solução pode ser fazer um mix destes grãos e consumir até 25g do mix ao dia.

Compare a chia com outros alimentos

Em relação à gordura, ela só perde da linhaça que contém 32,3 g em 100 g de alimento enquanto a chia tem em sua composição 30,74 g em 100 g. Mas, vale lembrar que grande parte dessa gordura é proveniente de ômega-3 e omêga-6, benéficos para saúde e que equilibram as taxas de colesterol.

Se compararmos porém, os ácidos graxos dos peixes de águas profundas, como o salmão, e dos vegetais, existem diferenças. O ômega-3 de origem animal contém mais componentes EPA (ácido eicosapentaenoico) e DHA (ácido docosahexaenóico) do que os de origem vegetal, que não produzidos por nosso organismo e trazem mais benefícios à saúde cardiovascular

A chia contém 631 mg de cálcio em 100 g. Mas, vale lembrar que apesar de 100 gramas da semente terem mais cálcio do que um copo de leite integral (234 mg), é contraindicado consumir toda essa quantidade do grão, e o mineral do leite é mais facilmente absorvido pelo nosso organismo. Uma porção diária de chia (ou seja, 25 g) tem 158 gramas de cálcio, perdendo para o leite. E seria preciso mastigar muito bem o grão para dispor de todo o mineral que ele contém. Isso torna a semente uma boa opção para quem não pode consumir lactose e precisa de cálcio.

A semente também contém 112 mg de potássio e 84 mg de magnésio em 25 g enquanto o farelo de trigo (obtido como sobra do processo de refino do trigo, que dá origem à farinha de trigo) não apresenta nenhum dos dois micronutrientes. O magnésio é um mineral que não faz falta em pessoas que consomem as cinco porções recomendadas de vegetais, pois é abundante nesses alimentos. Porém, como a maior parte dos brasileiros não consome os 400 gramas de vegetais e frutas diários indicados pelo Ministério da Saúde (cerca de 90% de acordo com a Pesquisa de Orçamentos Familiares do IBGE), ela é uma boa alternativa para não perder o mineral.

A chia é considerada uma boa fonte de ferro, porque além de ter o mineral em alta quantidade, ele é mais fácil de ser absorvido na semente do que em alguns vegetais, pois eles acabam presos em uma substância chamada fitato. 25 g de chia contêm 1,93 g de ferro, 65 g de espinafre (o que equivale à quantidade recomendada de folhas verdes escuras para um dia) têm 1,77 g do mineral

Na tabela abaixo você compara a semente com a quinoa, o trigo, a aveia, a linhaça e o amaranto - cinco outros grãos consumidos pelos brasileiros:

Nutrientes (100 g do grão)

	Aveia	Farelo de Trigo	Quinoa	Amaranto	Chia	Linhaça
Calorias	394 kcal	360 kcal	380 kcal	373 kcal	485 kcal	495 cal
Carboidratos	67 g	76 g	68,8 g	64 g	42,12 g	43,3 g
Proteínas	14 g	10 g	13,11 g	13,5 g	16,54 g	14,1 g
Gorduras	8 g	2 g	5,77 g	6,89 g	30,74 g	32,3 g
Fibras	9,1 g	2 g	6 g	6,67 g	34,4 g	33,5 g

Cálcio	48 mg	18 mg	129 mg	160 mg	631 mg	211 mg
Potássio	336 mg	--	740 mg	509 mg	407 mg	869 mg
Fósforo	153 mg	--	411 mg	558 mg	860 mg	615 mg
Magnésio	119 mg	--	211 mg	249 mg	335 mg	347 mg
Ferro	4,4 mg	4,2 mg	9,33 mg	7,5 mg	7,72 mg	4,7 mg

Tabela Brasileira de Composição dos Alimentos (TACO) - versão 2, UNICAMP.

Fonte sobre dados nutricionais da chia: Departamento de Agricultura dos Estados Unidos

Onde encontrar

A chia pode ser encontrada em supermercados comuns, lojas de produtos naturais e, até mesmo, em lojas de produtos naturais que vendem seus produtos pela internet.

Contraindicações

Não há contraindicação ao consumo da chia, porém suplementos devem ser utilizados somente com prescrição médica ou nutricional.

Fontes consultadas:

Nutricionista Fabiana Honda, da PB Consultoria em Nutrição.
Nutricionista Israel Adolfo.
Nutrólogo Roberto Navarro (CRM SP 78.392).

CAPÍPTULO XIV
Cloreto de magnésio: cinco benefícios do mineral e como tomar
Quando a pessoa tem deficiência de magnésio, suplemento pode trazer melhorias à saúde

O cloreto de magnésio é um dos principais suplementos do mineral magnésio, já que é o formato com o qual, o mineral é melhor absorvido no corpo.

O magnésio é um mineral necessário em diversos processos e reações do organismo, como no uso dos músculos, respiração e até uso do cérebro. Tamanha importância se deve ao fato do magnésio se relacionar com a produção de energia das células.

Por isso sua deficiência pode trazer muitas consequências ao corpo, como constipação, problemas no controle da glicemia, problemas cardiovasculares e até mesmo no sistema nervoso.

Por isso mesmo, muitas pessoas com problemas de saúde decorrentes da falta de magnésio podem se beneficiar com a suplementação desse nutriente, através do consumo do magnésio.

No entanto, a substância não trará benefícios se a pessoa não tiver deficiência deste mineral.

Portanto, se você acredita que o cloreto de magnésio pode te ajudar, procure antes um médico ou nutricionista que possa analisar se você tem deficiência do mineral e se ele realmente poderá trazer melhoras para sua saúde.

Benefícios do cloreto de magnésio em estudo

Alguns estudos mostram que o cloreto de magnésio pode ser benéfico para algumas situações, como:

Tratamento do diabetes

Como pessoas com diabetes têm menos magnésio no organismo (ele costuma ser excretado com a glicose extra do sangue), a suplementação de cloreto de magnésio em diabéticos traz melhora no controle do quadro TPM e cólicas menstruais. Alguns estudos já mostraram que a suplementação do mineral pode reduzir a TPM e também as cólicas menstruais, se ele for tomado antes da menstruação.

Redução de crises de asma

Alguns estudos indicam que a suplementação com cloreto de magnésio ajuda a dilatar as estruturas que levam o ar para o pulmão, evitando crises da doença.

Melhora da enxaqueca

O magnésio também tem o poder de relaxar os vasos sanguíneos, ajudando na enxaqueca
Problemas de contração muscular em atletas: Pessoas que praticam muita atividade física podem perder magnésio no suor, e ele é extremamente importante para elas, já que possibilita a contração muscular. Portanto, atletas que suplementam cloreto de magnésio conseguem um rendimento melhor nos exercícios.

Cloreto de magnésio emagrece?

Não há evidências científicas de que o cloreto de magnésio possa ajudar a emagrecer. Ele realmente está envolvido no processo de quebra de gordura (chamado de lipólise). No entanto, para que a lipólise aconteça ela precisa primeiro de um estímulo, que normalmente é uma atividade física ou mudanças na dieta. Depois desse estímulo é que o magnésio atua, fazendo com que as células quebrem a gordura e a usem como energia.

Como preparar cloreto de magnésio

Cloreto de magnésio sendo diluído em água

A melhor forma é comprar o cloreto de magnésio em pó e dilui-lo em água filtrada ou mineral. Você pode misturar duas colheres de sopa em um litro de água e consumir apenas 50 ml por dia, tomando uma colher de sopa por vez.

Quantidade recomendada

A quantidade diária recomendada de magnésio varia entre 500 e 1000 mg. Portanto, indica-se começar ingerindo 500 mg do cloreto de magnésio, mas diluindo essa dose ao longo do dia.

Como conseguir o magnésio naturalmente

O magnésio pode ser encontrado em diversos alimentos. Sua maior fonte são os vegetais com folhas verdes, já que a clorofila é composta por magnésio. Mas ele também pode ser encontrado em boas quantidades em carnes e cereais e está presente de alguma maneira em quase todos os alimentos.

Alimentos fontes de magnésio

Farelo de trigo
Semente de abóbora
Nozes
Grão de bico
Aveia
Agrião
Beterraba
Abacate
Carnes
Lacticínios
Frutos do mar
Vegetais verdes

Os alimentos mencionados são biodisponíveis, principalmente as sementes, oleaginosas e folhas verdes. É interessante consumir as fontes de magnésio da forma mais natural possível, sendo que crus, cozidos no vapor ou grelhados são as melhores opções.

O magnésio é um mineral que pode ser encontrado em diversos alimentos, portanto a alimentação costuma suprir este nutriente. No entanto, existem algumas pessoas mais propensas à carência de magnésio, como:

Pessoas com diabetes
Principalmente os que tem a doença mal controlada, já que o magnésio acaba sendo excretado pelo organismo junto com a glicose que não é absorvida pelas células.
Pessoas que ingerem álcool em grandes quantidades, já que a substância impede a absorção do magnésio.

Idosos
Com a idade, o estômago produz menos ácido clorídrico, por isso o magnésio acaba sendo menos absorvido.

Pessoas com dietas pouco balanceadas
O magnésio está presente principalmente nas folhas verdes, portanto quem evita esses alimentos pode ter deficiência do nutriente.

Alta ingestão de refrigerantes
O fosfato nas bebidas à base de cola inibe a absorção do magnésio.

Uso de suplementos de cálcio
Mulheres que tomam anticoncepcionais ou fazem reposição hormonal de estrogênio.
Pessoas que tomam laxantes ou diuréticos,

medicamentos que fazem com que esse mineral seja excretado mais facilmente.

Contraindicações

O cloreto de magnésio não surtirá efeito se a pessoa não tiver deficiência de magnésio no seu organismo. Além disso, pessoas com insuficiência renal não devem consumir o cloreto de magnésio, já que elas têm dificuldade de excretar o mineral.

Efeitos colaterais

O magnésio em excesso pode causar diarreia, perda de apetite, queda de pressão e fraqueza muscular.

Fontes e referências:
Nutrólogo Roberto Navarro (CRM-SP 78392), membro da Associação Brasileira de Nutrologia (ABRAN).
Nutróloga Tamara Mazaracki (CRM-RJ 52301716), pós-graduada em medicina ortomolecular.
Nutrólogo José Alves Lara Neto (CRM-SP 53895), membro da Associação Brasileira de Nutrologia (ABRAN).

CAPÍTULO XV
Coco: benefícios, tipos e como consumir
Conheça os tipos de cocos e descubra seus respectivos benefícios para a saúde e como consumir cada um

O coco é um fruto funcional, rico em nutrientes que contribuem bastante para nossa saúde e tem apenas 40 calorias por copo (200 ml). Pode ser usado em uma infinidade de pratos doces e salgados, além do preparo de leite vegetal para quem tem intolerância à lactose ou aderiu ao veganismo.

Tipos de cocos
- Coco verde;
- Coco seco;
- Butiá;
- Babaçu.

Os tipos de coco mais comuns, que encontramos facilmente em feiras e supermercados, são o coco verde e o coco seco. Na verdade, eles são o mesmo fruto, mas em diferentes graus de maturação. O coco seco está mais maduro e o coco verde, não. Entretanto, a nutricionista Carolina Horta alerta que há outras opções de coco pouco conhecidas no Brasil: o Butiá (comum na região Sul) e Babaçu (encontrado nas regiões Norte e Nordeste).

Coco verde (coco baiano)
Coco verde é requisitado por ter bastante água - Conhecido também como "coco baiano", o coco verde é bastante comum em praias e 80% de sua

produção é originada da região Nordeste.

Como sugere o nome, sua casca é esverdeada; e possui fibras na cor bege. É úmido e muito procurado pela água em seu interior. Sua polpa é branca e gelatinosa.

Costuma ser colhido no verão e deve ser consumido no máximo em 10 dias. Pode ser guardado em temperatura ambiente.

Para escolher o coco verde, verifique se está pesado. Se balançar a fruta e a água chacoalhar com facilidade, significa que o coco não está tão cheio de água. Também prefira aqueles que apresentarem a casca de cor verde uniforme - pois os cocos verdes com manchas escuras estão mais maduros e com menos água.

Coco seco

O coco ralado que se usa em comidas, vem da polpa do coco seco.

O coco seco é um fruto de casca dura e marrom, com polpa seca e pouca água. Costuma ser colhido em março, abril, junho e julho.

Ao comprar o coco seco, dê algumas batidas em sua casca; caso o som for oco, ele não estará bom para o consumo. Não é recomendável também adquirir coco seco quando está rachado ou germinado.

Armazene-o em temperatura ambiente. Somente sua polpa, se retirada, deve ser colocada na geladeira ou freezer.

A partir deste coco é feito o coco ralado, muito utilizado no preparo de doces, bolos e sorvetes. Já seu leite é um ingrediente requisitado para pratos salgados e molhos.

Butiá (coquinho azedo)

Butiá é um tipo de coco que rende licores e cachaças.

O Butiá é conhecido como "coquinho azedo" ou "coco-cabeçudo" e tem formato arredondado. Quando maduro, tem casca amarela e sua polpa é mais azeda que dos outros tipos de coco.

Cada fruto tem uma ou duas sementes (também chamadas de amêndoas), cobertas por uma camada dura que não permite sua germinação. A amêndoa também é comestível e aproveitada para fazer biscoitos e pães.

Popular no cerrado brasileiro, o Butiá é rico em vitamina A, vitamina C, fibras e potássio. Assim, auxilia no combate ao câncer; previne o envelhecimento precoce; controla a pressão arterial; ajuda no emagrecimento; e regula o colesterol.

A fruta é normalmente usada para produzir cachaças, geleias, vinagres e licores; e está madura durante o verão.

Babaçu (coco-de-macaco)

É possível extrair óleo, farinha e até produzir combustíveis com o coco Babaçu.

Presente nas regiões Norte e Nordeste do Brasil, o Babaçu é um tipo de coco resistente, com até cinco amêndoas em seu interior.

Sua colheita ocorre geralmente entre agosto e dezembro e seu formato lembra o de uma manga.

O Babaçu também é conhecido por outros diversos nomes: coco-de-macaco, coco-de-palmeira, coco-pindoba, palha-branca, baguaçu, aguaçu, gebara-uçu, entre outros.

As amêndoas, quando ainda verdes, fornecem um leite com nutrientes semelhantes ao leite humano.

Das amêndoas ainda é extraído um óleo muito utilizado para produção de cosméticos, sabonete, detergente e lubrificantes.

É possível extrair uma farinha deste coco, usada para fazer bolos e mingau. O leite também ajuda a combater prisão de ventre e obesidade.

Já a casca do Babaçu é utilizada para produzir etanol, metanol, carvão reativado e outros combustíveis.

Para que serve

Hidratação, sucos, drinks, pães, bolos, salgados, molhos Cachaças, geleias, vinagres, licores, pães, bolos Leite, pães, bolos, cosméticos, sabonete, lubrificantes, combustíveis, carvão reativado.

Onde encontrar

Principais regiões: Bahia, Sergipe, Ceará, Pará, Espírito Santo, Pernambuco, Rio de Janeiro, Bahia, Sergipe, Ceará, Pará, Espírito Santo, Pernambuco, Minas Gerais, Rio Grande do Sul,   Mato   Grosso, Maranhão, Tocantins, Piauí.

Outros nomes

Coco-baiano, coquinho azedo, coco-cabeçudo coco-de-macaco, coco-de-palmeira, palha-branca, etc.

Benefícios do coco

- Auxilia no emagrecimento;
-Aumenta a hidratação;
- Tem ação antioxidante;
- Ajuda a regular o sono;
- Controla o estresse;
- Relaxa nervos e músculos;
- Promove bem-estar;
- Baixa a pressão arterial;
- Previne diabetes;
- Aumenta a imunidade;
- Reduz a inflamação de articulações;
- Ajusta o metabolismo.

A nutricionista Carolina afirma que, justamente por ser uma boa fonte de gordura, o coco é uma ótima fonte de energia ao corpo.

Além disso, é rico em fibras, o que melhora a saúde intestinal. Possui ainda ácidos láurico, cáprico e caprílico, responsáveis por prevenir doenças por terem propriedades antibacterianas, antifúngicas e antivirais.

Devido ao seu alto teor de vitaminas e minerais, ajuda no equilíbrio imunológico; e tem potencial antioxidante.

O coco também é rico em triptofano, aminoácido responsável por produzir o hormônio do bem-estar. Então, auxilia a regular o sono e a diminuir o estresse.

E ainda, é uma excelente fonte para hidratação e retenção hídrica, pois possui muita água (principalmente o coco verde).

Formas de consumir coco

A especialista em Nutrição Funcional, Carolina Horta, explica que o coco pode ser consumido de diversas maneiras, como:

- Óleo de coco;
- Água de coco;
- Polpa de coco;
- Leite de coco;
- Farinha de coco;
- Açúcar de coco.

Cada forma tem suas próprias características e benefícios nutricionais, sendo todas saudáveis desde que consumidas com equilíbrio.

Benefícios do óleo de coco
- Fornece energia;
- Aumenta a imunidade;
- Reduz o colesterol;
- Diminui riscos de doenças cardíacas;
- Diminui riscos de arteriosclerose.

O óleo de coco pode ser usado no preparo de alimentos, consumido ao natural ou acrescentado em vitaminas e shakes.

Mas, há pessoas não vêem o óleo de coco com "bons olhos". Afinal, sua composição é de 90% de gorduras saturadas. Mas o que pouca gente sabe é que essas gorduras são formadas basicamente por ácidos graxos de cadeia curta e média.

Ou seja, não são armazenados pelo corpo e, ainda, fornecem energia imediata. Este ácido graxo ativa o sistema imunológico e aumenta a capacidade de combater doenças.

A gordura do coco é rica em ácido láurico (50% do total de lipídios), que contém propriedades antibacterianas, antifúngicas e antivirais.

Uma das ações do ácido láurico é a manutenção da elasticidade dos vasos sanguíneos, além de varrer os depósitos de colesterol e outros detritos metabólicos.

Assim, deixa os vasos do nosso corpo limpo, o que contribui para reduzir o risco de arteriosclerose e doenças cardíacas.

Benefícios da água de coco
- Aumenta a hidratação;
- Auxilia na recuperação após exercícios;
- Melhora a retenção hídrica;
- Evita câimbras;
- Melhora o intestino;
- Ajuda a manter o peso;
- É diurética;
- Tem ação antioxidante.

A água de coco é excelente fonte de minerais, principalmente potássio, cálcio e magnésio. Também contém selênio, iodo, enxofre, zinco, manganês, ácidos orgânicos, enzimas, fitonutrientes, aminoácidos e vitamina C.

Portanto, ela tem ação hidratante, mineralizante, diurética, antioxidante e evita câimbras. Atua como um natural repositor hidroeletrolítico, ajudando na hidratação; melhora a retenção hídrica; e auxilia na recuperação após a prática de atividade física.

É, ainda, uma aliada para quem tem prisão de ventre ou pretende se hidratar sem engordar: a água de coco melhora a função intestinal e possui poucas calorias (uma média de 40 calorias por copo de 200 ml).

Benefícios da polpa do coco

- Ajuda a emagrecer;
- Ajusta o metabolismo;
- Melhora o intestino;
- Fornece energia;
- Regula a função da tireoide;
- Contém muitas vitaminas e minerais;
- Aumenta a saciedade;
- Fornece energia;
- Reduz o colesterol.

Se você pretende perder peso, saiba que a polpa do coco é uma ótima opção.

Ela contém muitas fibras e sua gordura, composta por ácidos graxos curtos, não é estocada pelas células; ajudando a saciar e dá energia. Além disso, mantém o metabolismo ajustado e regula a função tireoidiana.

A polpa do coco maduro vem recheada com vitamina A, C, E e do complexo B; sais minerais; magnésio; potássio manganês; selênio; zinco; ferro; sódio;, cálcio e fósforo; polifenóis; e fitoesteróis, que trabalham juntos para reduzir os níveis de colesterol LDL (o ruim).

A quantidade indicada é 1/4 da polpa do coco seco (cerca de 50 gramas) na hora do lanche.

Benefícios do leite de coco

- Fornece energia;
- Diminui riscos de doenças cardíacas;
- Melhora a digestão;
- Alivia refluxo, úlcera e gastrite;
- Leite de coco é um grande aliado para receitas mais saudáveis.

O leite de coco é rico em gordura saturada saudável, que o corpo facilmente quebra e usa como fonte de energia. De acordo com a nutróloga Tamara Mazaracki, pesquisas mostram, ainda, que as populações que consomem leite de coco têm baixas taxas de doença cardíaca.

É um leite cremoso, sem lactose, saboroso, melhora a digestão e pode aliviar os sintomas de hiperacidez, úlceras e refluxo.

Além disso, o leite, que é extraído da polpa do coco, contém: ácido láurico, potássio, magnésio, cálcio, fósforo, ferro, selênio, sódio, proteína e vitaminas C, E, B1, B3, B5 e B6.

Benefícios da farinha de coco

- Ajuda a emagrecer;
- Aumenta a saciedade;
- Melhora o intestino;
- Previne diabetes;
- É hipoalergênica;
- Não contém glúten.

A farinha de coco é muito rica em fibras, melhora a função intestinal, regula o açúcar no sangue (o que pode ajudar na prevenção da diabetes) e os níveis de colesterol.

Segundo Carolina, é uma ótima opção para substituir a farinha branca em receitas. Pode ser usada ao natural (no suco, vitamina ou iogurte) e no preparo de pães, bolos e biscoitos, tornando estes alimentos permitidos na dieta e aliadas da perda de peso.

Seu teor de fibras não digeríveis é maior do que de qualquer outra farinha ou farelo: 10 gramas de farinha de coco fornecem 4 gramas de fibra. Por isso, promove saciedade com a sensação de estar "cheio" por mais tempo.

Ela tem baixo teor de gordura, pois é preparada a partir do bagaço após a retirada do leite de coco, onde está a gordura. É livre de glúten e hipoalergênica.

A nutróloga Tamara afirma que estudos mostram que o uso regular da farinha de coco (2 colheres de sopa por dia) ajuda a reduzir em até 10% a ingestão de calorias, o que permite um emagrecimento gradual e saudável.

Benefícios do açúcar de coco

- Não contém conservantes;
- Previne diabetes;

O açúcar de coco não tem conservantes e pode

substituir o açúcar refinado.

O açúcar de coco é obtido através da seiva encontrada dentro do coqueiro. Assim, é preciso fazer um corte na flor do coqueiro.

A seiva líquida recolhida passa por um aquecimento e é desidratada através do calor, o que resulta em cristais usados para adoçar alimentos.

É considerado um alimento minimamente processado, já que não contem conservantes nem passa por processos de refinamento.

Hoje, o açúcar de coco tem sido usado cada vez mais como um substituto do açúcar refinado.

Ambos têm a mesma capacidade de adoçar alimentos e calorias semelhantes. Mas, o açúcar de coco tem menor índice glicêmico, o que significa que ele causa menores picos de glicose e de insulina no organismo, o que pode auxiliar na prevenção e tratamento de diabetes.

Coco engorda?

Coco não engorda e, pelo contrário, pode ajudar no processo de emagrecimento. O que pode levar ao ganho de peso é deixar de comer gordura ou não ingeri-la em quantidade suficiente. Por isso, é importante escolher as gorduras certas (as que trazem benefícios) e evitar as frituras e gorduras trans.

Gorduras ricas em triglicerídeos de cadeia curta e média, como a gordura presente no coco, ajudam a controlar o apetite e ainda dão uma acelerada no metabolismo. Por isso, perder peso quando se faz uma dieta pode ser bem mais fácil com a adição da gordura do coco.

Um estudo constatou os efeitos fisiológicos dos ácidos graxos de cadeia média como agentes potenciais na prevenção da obesidade.

Nutrientes do coco

De acordo com a nutricionista Carolina, o valor nutricional do coco varia de acordo com a forma em que ele for usado.

Portanto, a água de coco é a forma menos calórica de se utilizar o coco. Afinal, tem baixo teor de gordura. Um copo de 200 ml de água de coco costuma ter 40 kcal.

Já a polpa pode ter seus nutrientes alterados se for processada ou desidratada. Cerca de 100 g de polpa de coco apresenta 350 kcal.

Por sua vez, a nutróloga Tamara comenta que existem algumas diferenças no teor de nutrientes do coco verde e do coco seco. Veja os nutrientes em cada 50 gramas do coco verde e do coco seco:

Nutrientes	Polpa do coco verde	Polpa do coco seco
Calorias	*35 kcal*	*195 kcal*
Proteínas	*0,7 g*	*1,8 g*
Gorduras	*1,8 g*	*20 g*
Carboidratos	*5 g*	*2 g*

| Fibras | 0,4 g | 4 g |
| Potássio | 130 mg | 180 g |

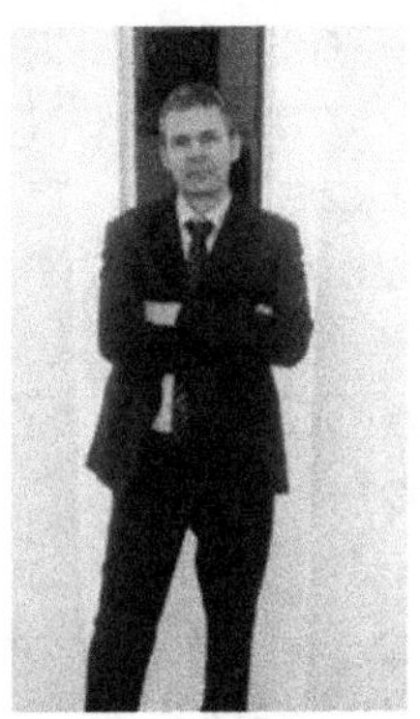

SOBRE O AUTOR

Rômulo Borges Rodrigues é Escritor, Terapeuta Holístico, Mestre de Reiki, Consultor e Numerólogo.

Trabalha com Reflexologia, Reiki, Massagem, Florais, Aconselhamento Terapêutico, Técnicas de Relaxamento, Hipnose, Regressão, Terapia de Vidas Passadas, Numerologia e ministra cursos online.

Estuda e pesquisa sobre a espiritualidade há mais vinte anos.

Foi membro da Associação Internacional Amigos da Natureza (AIANATU - SP), na qual fez parte do trabalho de cura espiritual. Foi nessa associação onde alguns de seus dons espirituais foram desarquivados.

Também foi membro da Ordem dos Filhos da Luz (Piracicaba - SP). Foi integrante da Ordem dos Templários, onde foi dirigente do hospital de cura espiritual de uma das suas sedes. Atualmente, é coordenador do Projeto Social Nova Era na cidade de São Paulo, no qual dá palestras e ministra tratamento alternativo gratuito para o público utilizando várias técnicas terapêuticas.

Escreve artigos quinzenais para sites e revistas sobre vários temas e é autor das seguintes obras:

☐ *SOCIEDADE HIPÓCRITA E CORRUPTA - Decadência dos valores éticos e morais*

☐ *PLANETA TERRA EM FASE DE TRANSIÇÃO - Acontecimentos que estão causando alterações no planeta e no comportamento humano*

- *Guia Prático dos Anjos (tabela completa de todos os anjos)*
- *Numerologia – A Ciência Milenar dos Números*
- *REIKI – ENERGIA VITAL UNIVERSAL (Harmonia, Equilíbrio e Cura)*
- *OS FLORAIS DE BACH – Equilíbrio e Harmonia Através das Essências*
- *O PODER DA MENTE – A Chave Para o Desenvolvimento das Potencialidades do Ser Humano*
- *Os Ensinamentos de Siddartha Gautama, o Buda*
- *A HISTÓRIA DO BUDISMO – Conceitos, princípios, ensinamentos*
- *Cuide de Você e Tenha Mais Qualidade de Vida (Vols. I, II, III, IV e V)*
- *A Regência Cósmica*
- *Alimentação Saudável = Saúde Perfeita (Vols. I, III, IV, V, VI e VII)*
- *REFLEXOLOGIA (Massagem Podal) – Equilíbrio e bem-estar através da planta dos pés*
- *HIPNOSE, REGRESSÃO, TERAPIA DE VIDAS PASSADAS – Metodologia, efeitos, benefícios*

• A PODEROSA INFLUÊNCIA DOS NÚMEROS SOBRE AS NOSSAS VIDAS – O que a Numerologia revela sobre o passado, o presente e o futuro
•"DESCUBRA SEU POTENCIAL, DONS E TALENTOS INATOS ATRAVÉS DA NUMEROLOGIA"
• QUALIDADE DE VIDA – Definição e conceitos
• OS MECANISMOS DA MENTE – A sua natureza comportamental
• TRATADO SOBRE AS RELIGIÕES E FILOSOFIAS DE VIDA – Síntese dos sistemas religiosos e correntes filosóficas
•GUIA COMPLETO DAS TERAPIAS ALTERNATIVAS
• ESTUDO SOBRE AS TERAPIAS COMPLEMENTARES – Técnicas terapêuticas integrativas que proporcionam equilíbrio e harmonia
•PRÉ-EXISTÊNCIA E PÓS-EXISTÊNCIA DA ALMA – Vidas passadas, vidas futuras
•PRINCÍPIOS, FILOSOFIA E METODOLOGIA DA MEDICINA HOLÍSTICA - Os recursos e métodos terapêuticos utilizados nos tratamentos e terapias
• CURSO DE REIKI
• CURSO DE FLORAIS
• CURSO DE REFLEXOLOGIA (Massagem Podal)
• CURSO DE NUMEROLOGIA – Método simples e prático
• CURSO DE HIPNOSE, REGRESSÃO, TVP, TMS – Metodologia simplificada
•CURSO DE FENG SHUI - Técnica chinesa milenar de harmonização e equilíbrio de ambientes

•CURSO DE RADIESTESIA
•CURSO DE CROMOTERAPIA

CONTATOS COM O AUTOR

E-MAIL: romulobr@outlook.com
FACEBOOK:
http://facebook.com/romuloborgesrodrigues
INSTAGRAM: romulobr19
SKYPE: samadhi514
TWITTER: @_arahat

BLOG: equilibrioeconsciencia.wordpress.com